校企（行业）合作
系列教材

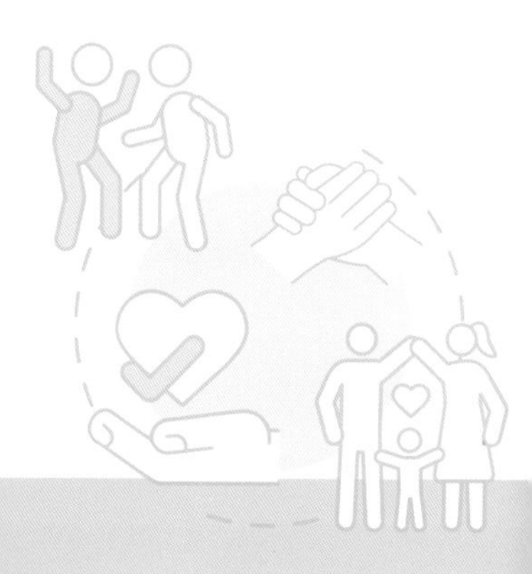

社区健康项目管理

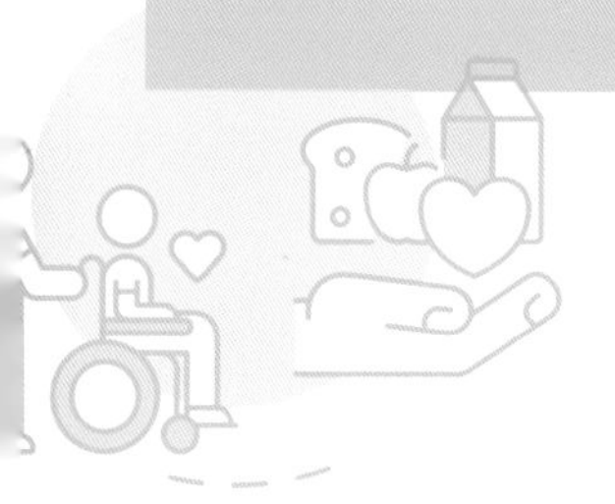

主　编：刘家勇

副主编：徐国喜　祁钧斌

厦门大学出版社
XIAMEN UNIVERSITY PRESS
国家一级出版社
全国百佳图书出版单位

图书在版编目(CIP)数据

社区健康项目管理/刘家勇主编.—厦门:厦门大学出版社,2022.5
ISBN 978-7-5615-8589-4

Ⅰ.①社… Ⅱ.①刘… Ⅲ.①社区卫生服务—项目管理—教材 Ⅳ.①R197.1

中国版本图书馆 CIP 数据核字(2022)第 076297 号

出 版 人 郑文礼
责任编辑 郑 丹

出版发行 厦门大学出版社
社 址 厦门市软件园二期望海路 39 号
邮政编码 361008
总 机 0592-2181111 0592-2181406(传真)
营销中心 0592-2184458 0592-2181365
网 址 http://www.xmupress.com
邮 箱 xmup@xmupress.com
印 刷 厦门市明亮彩印有限公司

开本 787 mm×1 092 mm 1/16
印张 10.25
插页 1
字数 252 千字
版次 2022 年 5 月第 1 版
印次 2022 年 5 月第 1 次印刷
定价 39.00 元

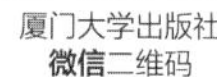
厦门大学出版社
微信二维码

厦门大学出版社
微博二维码

前　言

社区健康项目管理是我国发展大健康产业，达成“健康中国 2030”政策目标的一块重要拼图。如今我国的临床医疗照护水平已日臻提升，但面临未来社会人口结构的老龄化趋势及医保等社会安全制度的改革挑战，仍是不可避免地将遭遇到许多困难险阻。唯有藉由社区的力量，落实全民健康教育、健康促进的理念，并透过创新的健康项目管理策略，才能达成使全民更健康、生活质量更高的愿景目标。

本书第一章阐述了社区健康项目管理的定义，并在第二章及第三章分别介绍了健康管理的理论及发展脉络，第四章将社区健康工作中运用项目管理的重要性和意义做了更清楚的说明。本书从第五章至第九章，则按照社区健康项目管理的实施步骤，依序由准备阶段、计划阶段、实施阶段（执行与控制）至结束阶段分别作介绍。社区健康项目管理的评估可运用于项目管理中的各个阶段，故可视为贯穿全过程的技术，本书以第十章作专门介绍。此外，社区健康项目管理的执行者也是项目能否顺利运行的关键，故本书的第十一章对社区健康项目管理的人才培育做了深入的探讨。最后，本书第十二章论述了我国社区健康项目管理在制度、技术和评估方面可能遇到的挑战，并对未来发展做出展望。

本书能够顺利付梓，要感谢许多人的支持与协助。首先，在莆田学院管理学院两任院长——徐国喜院长和蒋长春院长的鞭策和鼓励下，终使本书能够成型。再者，三六九医才网的首席执行官祁钧斌先生长期以来深耕医疗健康产业实务工作，支持莆田学院成立了医疗健康产业人才研究中心。他的部分实务经验为本书第十一章及第十二章的理论论述提供了案例支持，也为读者提供了社区健康管理人才的发展机会和职业生涯路径的介绍。

2020 年农历春节前突如其来的新冠肺炎疫情，是前所未有的大型公共卫生危机，影响至巨，余波荡漾，至今仍尚未平息。此疫情的发生，也更提醒我们，对全民健康的投资就是投资人类福祉。我国成功的抗疫经验，不但展现了国家制度层面的优越性，更能对全世界人类的健康和发展提供典范。幸愿借由本书的出版，为我国社区健康项目管理的推动与发展略尽涓滴之力！

莆田学院管理学院

刘家勇　副教授

2022 年春

目　录

第一章　社区健康项目管理的概念

第一节　健康的概念

《说文解字》中指出,“健”为形声字,从人,建声。其本义为强而有力。多指在个人身体和心理的层面。“康”则由与谷物粮食相关的“穅”字逐步演化而来,在《孔雀东南飞》中有“命如南山石,四体康且直”的诗句。而根据《尚书·益稷》中的“股肱良哉,庶事康哉”更将国家社会的安定、稳定描述为“安康”“康宁”。由此可见,在中国古人传统的观念里,使用“健康”的概念,不限于叙述一个人的身体素质良好,心理状态刚强有活力,更是强调社会层面的富庶、繁荣和昌盛。这不但反映出我国传统文化中,健康一词的概念很早就包含了生理、心理与社会的层面,更表明健康的概念既指个人层面,大到社会层面。因此,健康的状态可谓是人类在生存发展过程中,持续追求并努力不懈的目标,人们在追求经济的发展与更好生活品质的同时,也渴望健康状况与品质获得更好的提升,故此,对“健康”的维持与追求,也可以说是人类共同的基本需求。

联合国曾定义“健康”包括了生理、心理与社会等层面,如图 1-1 所示,单有其中一个面的健康,不能称为是良好的健康状态;必须三者兼顾,全面平衡,才能称为健康或健全的状态。

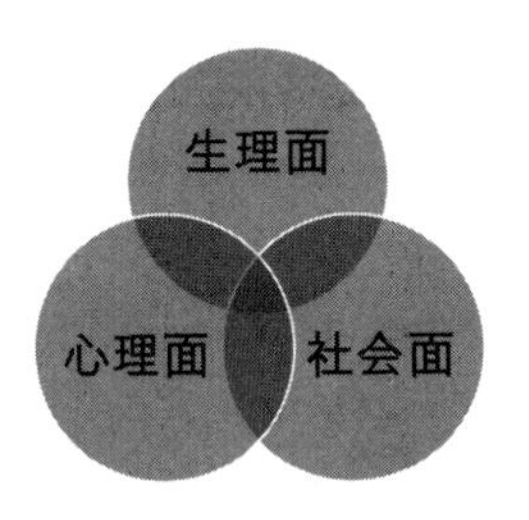

图 1-1　健康概念图

资料来源:作者整理。

传统意义上,健康的概念多被运用于个人的层面。例如,如何确保个人身心健康?如何运用健康促进的策略和方法,提升个人生活品质?然而,健康的概念绝不仅适用于个人的层面。此外,我们偶尔也会以健康的状态来形容社会的问题,如社会病态问题的处理和缓解,或是针对社会制度不尽完善之处,提出建设性批评与改善措施等。然而,在微观的个人层面和宏观的整个社会层面之间,仍有一个空间属于“非公非私”(或称“亦公亦私”)

的区域，我们可以“社区”的观点加以涵盖和说明。个人层面即所谓的“私领域”(private area)，是指个人能力所及、所感及所知的范畴。在私领域中，个人强调的是“权利”关系，个人的行为准则具有明确的道德指引和法律规范的界限，保障个人“自由”的同时也不致侵犯到他人的“权利”。在个人层面的健康概念，强调个人的身体遗传素质、运动习惯养成、营养膳食平衡、生活作息规律等。而个人能够透过锻炼和生活习惯的养成，提升个体的健康状况，能以自身的力量维持身体健康，个人也必须对自身的健康负责。

在整体国家的层面即所谓的“公领域”(public area)，是指国家作为人民集体权利的代表，而成立的政府及其他行使公(共)权力的相关部门，依据法律实施各项作为所构成的范围。公领域涉及国家主权的行使、政府政策的推动及法政制度的维系和公共治理等。因此，在公领域中，政府强调的是“法治”，依法行政，以制度化的规范，形成政府的工作准则。健康在公领域的范畴中，即依法治原则而希望达到社会正义(social justice)的目标。故健康在公领域中被视作社会安全制度的一环，而成为国家的基本国策或政府施政的重点所在。公领域强调的是全民的健康与人民福祉相关的议题。因此，政府公部门透过公共卫生的推动、健康政策的拟定、医疗健康保险制度的建立及健康促进的观念倡导等促进全民健康，使国民的健康权益能获得保障。

然而，在微观与宏观之间，尚有中层视距的观点来剖析健康的概念，即社区健康。有别于个体层面的健康及社会整体层面的健康，社区健康正是介于二者之间，它是以“社群”为观点，“互助”为途径，兼具个人健康及社会整体健康为目的的新兴领域概念。因此，当我们探讨健康的概念时，不仅应着重于个体层面，也并非仅从政府政策来理解社区健康的概念，需结合个体与社会力量，采用共同联结合作的方式，达到资源的整合与最佳配适，这才是社区健康的真义！

以高血压此一现代文明病(或称生活习惯病)为例，欲防治高血压不仅是个人责任的健康问题，如少盐、减盐的饮食，也不仅是政府健康教育的倡导，如公益广告宣传高血压的防治等，更重要的是，透过深入一般民众的社区生活，在熟悉的场域，以近便的方式及合理的策略，帮助社区中具有相同风险因子的群众，评估其生活形态及个人状况，量身定制个性化的健康促进与生活保健策略，借由整合社区中的各种资源，以多元执行方式促使其达到健康服务计划的预期目标，并以长期追踪、检讨、再修正等监控管理手段，确保健康服务计划的完整和确实实施。此即所谓社区健康项目管理的例子，整合个人与公众之力而达成之。

第二节　以“社区”为基础的健康

以“社区”为基础的健康，除了整合个人层面与社会层面的各项资源外，也具有下列数项特性：

(1)社区健康是关心一个“群体”的健康状况，这个群体具有一些共同的特性，如居住地、语言、职业身份、年龄、生活习惯等。因此，社区的概念并不仅限于地理空间，更扩及其他社会群体的特性，即一群具有相同特征的集合群体。

(2)社区健康是关心特定一群人的健康状况,而这一群体又在某些特性上具有高度一致性或相似性,则社区健康的规划是可以透过系统性、计划性并有步骤的方式,实施健康管理的各项工作。

(3)社区健康管理的实施,除了了解社群的一致性与相似性外,同时也关心社群中个体的差异性,并可以在健康管理上采用个别化、定制化的方式,加以应对并解决个人的健康问题。

(4)社区健康管理既与社群的健康状况相关,也与生活形态相关。因此,社区健康管理也强调对社群生活的了解,并主张透过预防性措施,达到"健康"的目标,而非仅仅是维持"不生病"的状态。

(5)社区健康管理也强调透过科学的方法,调查、评估、提出计划、实施计划、定期检核计划目标是否达成以及健康状况是否改善等。因此,社区健康管理常运用项目管理的方法及相关工具加以实施,以确保社区健康管理的落实。

以"社区"为基础的健康照顾具有特殊的意义,一方面,社区并非个人私领域的范围,如家庭、个人;另一方面,它也受到政府部门、医疗机构、外在环境等更宏观因素的影响。因此,社区健康包括了个人层面的健康议题,同时也关涉社会层面的健康议题,它是介于公、私之间的范畴,也是需要公私结合、相互合作的领域。如图 1-2 所示。

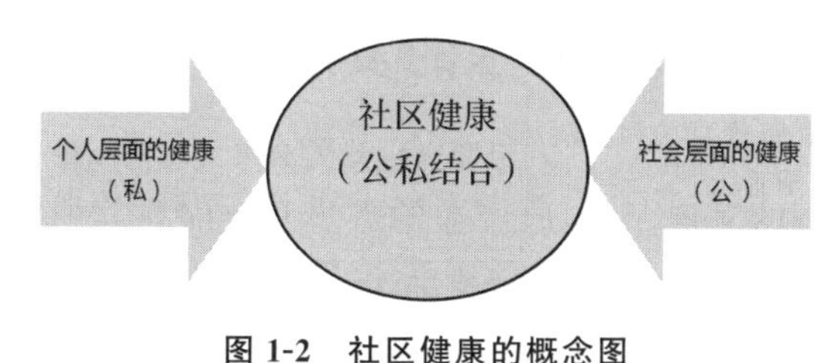

图 1-2 社区健康的概念图

资料来源:作者整理。

因此,社区健康管理所需要考虑的因素较为多元,它必须同时兼顾个人层面与公共层面的需求。举例而言,许多社区健康管理的议题并非个人或家庭的努力即能达成,如烟瘾、酒瘾、药物成瘾、自杀、精神疾患与心理障碍等问题,需要社会整体的资源协调、法规完善、政策推动等全方位的配套,才有可能达成社区健康的理想。故此,社区健康管理就是介于公、私领域之间,以结合并运用两者的资源共同促进社区居民健康为目标。

以社区为基础的健康管理,虽然在运作层次上个人与政府部门相联结,但是其各自的关系运作、对健康责任的强调、对健康层面的影响,以及面向群众时的健康推动机制有所不同。社区层次的健康管理更强调社区居民间的互助关系,而非个人层次的权利关系或政府部门的制度性规范关系,如法律、法规等。因此,以社区为基础的健康管理常运用的策略是透过卫生教育,提高社区居民对自身健康的认识,从而引发其自愿参与健康管理的动机,管理的途径也借由组成健康团体、运动圈,组织健康讲座并建立交流群,以实现用互助的原则使更多社区居民共同追求健康。同时,借由社群的团体力量,也有助于社区居民提高关心自身健康的主体意识,而非被动地仰赖医疗专业人员,迟至疾病已发生的阶段,才耗费更多的时间和金钱来治疗。虽然社区健康的影响层面,常限于社区的范围,但借由社区的力量，自下而上地推动健康管理，则积少成多，对整体社会国家的健康管理仍具有相当的益处。透过以社区为基础的健康管理，更能产生因地制宜、因势利导的效果。表1-1可见个人、社区与社会层面健康的概念比较。

表1-1　个人、社区与社会层面健康的概念比较表

	个人层面	社区层面	社会层面
部门归属	私部门	第三部门	公部门
关系运作	权利	互助	制度
健康责任	个人	社群	社会
影响层面	小	中	大
健康推动机制	市场(营利)	公私协力(合作)	政府(政策)

资料来源：作者整理。

综上所述，以“社区”为基础的健康，即为社区健康项目管理所关切的重点。同时，社区健康项目管理也常运用多元的方法来规划并实现社区中各种社群对健康的需求，如老人、妇幼、身障者等。故此，社区健康项目管理，成为21世纪的显学，方兴未艾。

第三节　社区健康项目管理的发展

社区健康项目管理的发展，与健康产业的进步和政府在其中的角色日益增强相关。健康产业的进步与医学水平的提升、经济生活水平的提高，以及民众对自身健康的重视有关，主要凸显在市场的需求日益旺盛，而人们对健康的追求也成为一种“商品”。与健康相关的产品和服务逐渐扩展，进而成为大健康产业中的一环。因此，健康产业的发达，是推动社区健康项目管理发展的第一个成长引擎。

健康产业与其他的产业(如生产业、制造业)有何不同呢？健康产业具有以下三项特征：高度的复杂性、规制性，并且是持续性的动态变化过程，分述如下。

一、复杂性

健康产业的涉及对象相当多元，产业形态各异，并且，一旦开展了健康服务或是销售了某项健康产品后，后续的商品使用责任与服务持续性并不会中断，甚至会与健康产业的消费者产生密切的互动和联结。一般而言，产业可分为第一产业、第二产业与第三产业，如图1-3所示。随产业的层级提升，产业的复杂度也随之提升。第一产业中，如农林渔牧矿业等的生产方式强调山林渔泽的开发，透过对自然资源的获取，产生各种初级原料，包含各种动植物、水产、山产、矿产等，以作为进一步加工的基础。第一产业的特性则是以采集、生产原料为目的，其产业的发达与成功，就单纯以所产出的物质数量或品质作为衡量标准。第二产业则以加工业、制造业为代表，即从第一产业中获取原料后，经过一定程度的加工、重组，产生出各种各样的商品，以便拿到市场上贩卖和交易。因此，第二产业的特性则是以加工、制造为目的，其产业的发达与成功，除了要确保获得质优价廉的原料外，也必须考虑如何生产与制造，以达到最佳的生产效率，透过大量生产所产生的经济学上边际效益递减的效果，而获得销售的利润。因此，相较于第一产业而言，次级产业的复杂度较高。第三产业，或以服务业为代表，则比第一产业生产的逻辑、第二产业制造的逻辑更为复杂，它是一种销售的逻辑。亦即，无论生产的物资有多少，或是制造出来的商品有多少，若不能回归到市场运作的需求面，即满足消费者的需求的话，则依然是无以为继。因此，第三产业特别强调对市场消费者需求的认识和理解，透过贴近消费者的真实需求，并由"以客为尊""量身定做"等原则，提升销售的绩效。故此，第三产业不仅要考虑前述生产、制造等供给面问题，更需要兼顾市场需求和偏好等需求面问题，是所有产业中复杂度最高的。

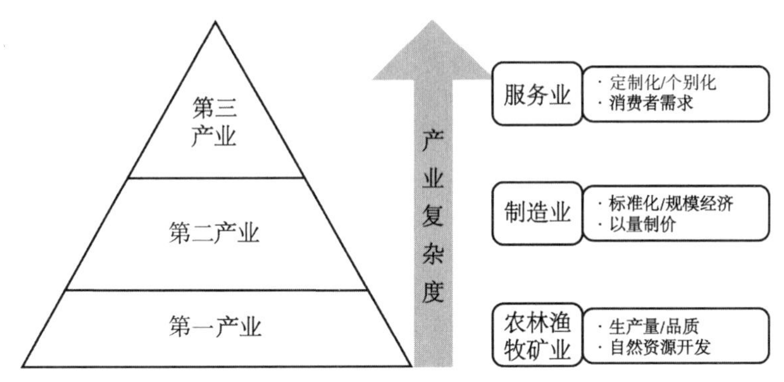

图 1-3　各级产业的概念比较

资料来源：作者整理。

由图 1-3 可知，健康产业属于第三产业，故此其产业特性具复杂性。在社区健康项目管理中，健康产业从业人员既需要考虑社区居民的特性和需求，又要设计并规划适当的健康服务和计划项目，并确保相关资源的整合，以利于健康计划的实施。在项目完成之后，尚需针对项目作评估和反思，并以此结果为基础作未来健康项目管理的参考和改进，以此循环性、滚动式的修正模式，促进社区民众的健康。每一个步骤都牵涉居民需求、配合意愿、经费限制、时间成本、品质掌握，并与外在环境，如政策、法律等因素息息相关，这些因素的相互作用，更增添了社区健康项目管理者工作的复杂性。

二、规范性

健康产业与一般产业的差异，在于它和一般民众的生活密切相关，且与健康权利的维护此基本人权有关。促进民众的健康并维护人民的健康权益始终是各国政府施政的重要项目之一，而健康产业的发展亦不脱离政府政策或法律规范的规制。政府调控常见的方式，除了透过政策和法律外，也运用资金资助的方式，管理并调控健康产业的发展方向(Dwyer，et al.，2019)。健康产业具有高度规范性，诸如医务人员占总人口的比率、护理人员占住院病患的比率、人均照护床数等都有明确的规定。此外，无论是药品、保健食品或是保健器材，也都必须经过相关卫生主管机关的审核、登记，并在指定的地区才能进行售卖。不同健康照护状态的个案，也可能因为健康评估条件的不同，而被规范接受健康服务的项目和内容,如居家照护、居家护理、居家复健或是机构式服务等。因此,在健康产业中,无论是服务提供商或是服务消费者,都有明确的规范要遵守,以确保健康照护的服务或产品,能够发挥最大的效益,并达到使民众更健康的目的。

健康产业具有高度的规范性,除了因为它与民众健康密切相关外,尚有其他的理由:健康产业的专业性高,容错率低,并且健康服务(产品)的提供,必须耗费大量的社会资源,具有资源的稀缺性和排他性。因此,健康产业的发展需受到高度规范是世界各国普遍的现象。举例而言,平时使用的医疗用口罩,其单价并不高,制造的技术门槛也不高,算是健康产业中相当基层的医疗耗材,并不起眼。然而,在新冠肺炎大流行的疫情期间,它的价值则不可同日而语,甚至在市场上"一罩难求"。为有效防控疫情,许多国家在此时期将口罩视为重要的战略物资,对防疫工作产生重要影响。由此可见,健康产业具有高度规范性,尤其是面临重大紧急的事件时,其关键地位就凸显出来。

同理,社区健康项目管理是健康产业的一环,也同样且有高度规范性。在社区健康项目管理中,除了遵守政府法规外,也常会为配合政府的财政资源而推动工作和发展的方向。例如承接政府的方案,提供社区居民进行高血压防治的倡导和健康教育计划;或是依政策的重点,在职场上推动无烟环境,或拒吸二手烟等项目管理工作。这些工作都可以借由配合政府的施政重点或财政补助方向,获得社区健康项目管理执行过程中所需要的许多资源。因此,社区健康项目管理的计划、执行、监管和评估的整个流程,都需要政府的监督和管理,并需要政府进一步主导社区健康项目管理的发展方向。

三、持续动态变化性

健康产业的另一项特征,是具有持续动态变化性。固然,这与健康产业与时俱进的特性有关,如医学技术的进步、健康观念日益受到重视等。但更重要的是,健康产业本身的特性,即必须响应不断变化的群众需求,并试图找出更科学、更合理的资源整合与配置模式。因此,随着外在的环境快速变迁,健康产业的适应性和调整弹性也很大。举例而言,早期的健康产业多是偏重在疾病的治疗,或是强调医疗、药物的重要性,但随着人们对健康愈加重视,而非仅是"避免疾病"的消极想法,健康产业的发展逐步倾向初级预防和次级预防的工作,包括健康促进和对疾病的早期发现和早期治疗。"预防胜于治疗"的观念更为普遍,也使人们更重视养生保健等等。故此,目前的健康产业已非仅强调医疗治病,更重视健康促进乃至养生保健,可证明健康产业的持续动态变化性。

社区健康项目管理也具有持续动态变化性。尤其是项目管理的方法和策略中,本来就强调因应环境的变化或是突发的状况,预先构思好计划变更的设想和可能性。因此,在社区健康项目管理的实际执行过程中,持续动态的变化本就是计划中的一环。不是急就章式的因应变化,透过项目管理的方法和技巧,期待对动态变化的因应也是具有事前的规划性,并能透过领导技巧、团队分工与合作策略、充分沟通和定期检查考核等使动态变化可控,并确保对变化的回应和计划的修正,不至于偏离原本社区健康项目管理的目的。

第四节　社区健康项目管理的重要性

学习并运用社区健康项目管理的方法，对科学化、系统化做好社区健康管理及发展健康产业具有重要意义。西方学者指出，社区健康项目管理的重要性，源于它提供了人才密集的产业环境(industry environment)，同时，它的相关产出，如产品、服务等，具有高度的社会价值(high social value)(Dwyer，et al.，2019)。这两个主要的因素造就了社区健康项目管理的重要性。分述如下：

一、人才密集的产业环境

社区健康项目管理需要多元专业的人才共同参与，除了医疗专业背景者外，尚需社会工作者、警察等不同的专业人员共同支持。在健康产业中，我们主要探讨的是三类人员彼此间的关系，包括健康服务提供商(professionals)、赞助者(sponsors)和利益关系者(stakeholders)。健康服务提供商通常是指社区提供健康服务的专业人员，如医师、护理师、健康管理师、社会工作者等，具有专业技能及通过特定检核而持有证照者；赞助者则特别指提供经济来源的部门，如政府、民营企业、非营利组织，多是指专业人员所为之工作的组织或单位，负责社区健康项目管理计划的成本负担或经费提供；最后，利益关系者则包含最广，社区健康项目管理中的服务对象，或是支持项目运行的其他公、私部门的相关单位、组织或个人，都可算为利益关系者。

在健康产业的环境中，健康服务提供商具有多元的专业背景，但也需要多年实践经验，才能担任提供健康服务(产品)的角色。此外，由于健康产业的高度规范性，故其赞助者，无论是政府部门，或是民间组织，也需要具有相关的知识、投入健康产业的热忱及高度的社会责任感。最后，相关的利益关系者虽然不都是专业人员，也并非具备完备的健康方面的知识和观念，但在参与健康产业的过程中，也逐渐会与其他的部门互动，进而融入健康产业。由此可见，健康产业确实与其他产业不同，具有独特的产业环境，且具有人才密集度高的产业特性。

健康产业人才密集度高的产业特性，造就了社区健康项目管理的重要性。人才密集度高使健康产业偏向技术密集型的产业形态。在技术密集型的产业中，借助先进而又尖端的科学技术和较高的知识水平，生产部门和服务部门才能进行工作，而技术密集程度，则反映出国家科学技术发展水平，提供先进的劳动手段和各种新形态的服务或产品。故此，发展健康产业即是发展技术密集型产业，将有利于发挥人才的作用，使人才专长的发挥和产业经济效益的提升，产生正向的良性循环关系。

与资本密集和原料密集产业不同，人才密集度高的特性也如一把双刃剑，了解产业特性及发展规律，才能更好把握健康产业发展的关键契机。资本密集产业又称资金密集型产业，是指在单位产品成本中，资本成本与劳动成本相比所占比重较大，每个劳动者所占用的固定资本和流动资本金额较高的产业。在资本密集产业中，由于初期投入资本十分庞大，产业运营所需要的资金实力也十分雄厚，产业发展除了依赖大公司，或是由国家资本支持的计划项目外，一般人并不容易从事或发起这样的经济活动，从业人员也只如一颗小螺丝钉，对于产业的荣枯或是经营模式的创新等，宛如蚍蜉撼树，起不了太大的作用。故无论是面对经济起伏，或是外在环境变动时的风险，其产业的不稳定性也相对较大。特别是资本密集产业的核心即依靠大量资本的积累，但资本的流动与转移又是相对容易而快速的，因此，当外部环境有剧烈变动时，资本密集产业的转移将十分快速，以寻求相对安稳的投资环境，造成原本产业所在地的迅速外移或没落。

另外，原料密集产业虽不易随外在环境而轻易转移，如煤矿、铁矿、油矿产业等，其产业的发展常就近原料相对便宜的所在地，然而，许多原料密集的产业必须依赖自然资源的开发，对环境的污染也十分严重。尤其是当自然资源耗竭后，依靠原料密集的产业即可能衰落或是消失，如矿区枯竭或不符合开采价值的城镇，即沦为“鬼城”等。因此，原料密集产业也并非取之不尽，用之不竭。

相较而言，人才密集产业的发展，则具有更多发展潜力和未来永续成长的可能性。如社区健康项目管理即透过管理的专业，结合多元的人才，解决社区居民的健康问题，并提升生活品质，故人才密集的特性，使健康产业可以不断发展创新，与时俱进。然而，由于社区健康项目管理具有人才密集产业的特性，其发展极为仰赖正确的人才培养措施及相关产业条件的配合。只有这样才能吸引人才投入，并逐渐孕育、培养出成熟的健康产业，产生经济价值和效益。

二、高度的社会价值

健康产业若有适当的政策引导，不仅能广泛吸引人才的投入，更能产生良好的经济效益。更重要的是，健康产业本身即具有高度的社会价值。吾人云“健康无价”，又说“健康为一切事业和工作的本钱”，确实反映出人们对健康的渴求及保持健康的重要性。因此，健康产业的产品和服务，健康产业输送的过程，以及健康产业服务消费者的结果，都具有高度的社会价值。不仅如此，在社区健康项目管理的范畴中，因为关涉专业服务提供商、赞助者与利益关系人这三者间的互动，若能透过项目管理的技术和方法，使社会资源在三者间得到良好的配置，则能产生最大的社会效益。故此，社区健康项目管理本身即具有高度的社会价值。

健康产业的社会价值也体现在社会问题的缓解和社会需求的满足方面。许多的产业发展重点，并不强调社会问题的解决，而是更多关注于经济层面的利益或是收入的多寡，因此，在产业发展的同时，也可能造成外部成本的问题，而由全体社会承担产业发展所带来的负面影响，如空气污染、水土流失的问题等。社区健康项目管理的应用，正是为了响应社会问题而发展出来的专业。例如，在现代工业化生活环境下，由于人们的物质生活水平的提高，生活形态产生了极大的改变，许多不良的生活习性造成了许多慢性病的盛行，如糖尿病、高血压等。因此，近年来日本医学界甚至将慢性病统称为“生活习惯病”，借以强调现代的生活习惯，才是影响人类健康的主要因素。透过社区健康项目管理的积极作用，我们可以协助社区居民改善不良的生活习性，并建立健康的生活习惯，进而达到预防慢性病与促进健康的目的。因此，健康产业与社区健康项目管理方法具有解决社会问题的特性。

再者，除了解决社会问题，健康产业也满足社会需求。根据联合国统计(2019)，世界上的工业化国家皆面临人口结构老化的危机。我国自改革开放以来，由于经济发展的显著成就，人民生活条件得到提升，随着医疗水平的进步，国人平均余命也逐年增加(国务院，2021)。再者，由于我国的人口政策彻底且成功地执行，我国人口成长的总量得到了适切的控制。然而，与此同时，我国也同样面临人口结构老化的问题，而老年人口的增长带来庞大的需求。运用社区健康项目管理的方法，可以针对老年社会的社区人口需求做调查和评估，并据以提供适当的服务和方案，增进社区老年人口的健康状况，并满足老人特别的健康需求。因此，社区健康项目管理在未来高龄社会的趋势下，不仅能预防社会问题的发生，更能有效地满足社会需求，具有高度的社会价值。

第五节 社区健康项目管理的限制与挑战

社区健康项目管理作为在健康产业中运行的重要策略，它的实施将有助于社区居民健康状况的维持和促进。然而，在实务工作中，社区健康项目管理也可能遇到推动上的困难和限制。这些限制主要来自两个方面：社区健康项目管理本身的内在限制以及产业发展环境条件的外部限制。首先，我们正视这些限制的存在，才能进一步勇于面对它们所带来的挑战，逐步加以攻克，使我国社区健康项目管理的发展，能够步上坦途。

内在限制部分，可以从社区健康项目管理本身的条件作说明。社区健康项目管理牵涉多元的专业，而工作的过程也具高度复杂性，因此，要将社区健康项目管理说明清楚，并让社区居民能够理解，甚至愿意掏钱“购买健康”等，都十分具有挑战性。因此，如何让跨专业人员相互合作，使社区民众能够认识健康管理的益处和效益，甚至服务提供商能以浅显直白的方式宣传营销社区健康服务或产品等，皆是需要深思的课题。再者，由于社区健康项目管理是以项目管理此一管理科学为基础，加以应用于健康产业中，社区健康项目管理的从业人员，必须兼具健康产业与项目管理的知识和技能，成为跨界的“X型人才”，同时理解两种领域中的专业术语和思维逻辑，并能较好地加以整合和运用。然而，实务工作场域中，许多具有健康专业背景的人，并不能熟练地运用管理技能；而管理实务人才，也不一定熟悉健康产业，因此，社区健康项目管理领域人才的稀缺，也是目前充满挑战的部分。许多专有名词及专业技术应用，如计划评审技术(program evaluation and review technique，PERT)、工作架构分解(work breakdown structure)、甘特图(Gantt chart)及效益实现(benefits realization)……都尚未被熟知或是广泛地运用于健康产业之中。由此可见，未来我国在健康产业领域人才的养成上，尤其是具有管理知识和背景的人才培育上，尚有努力的空间。诚然，目前社区健康项目管理的相关知识和经验，仍是基于西方的知识体系，其社会和文化传统，皆与我国有许多不同之处。全盘照搬或移植式的社区健康项目管理知识和方法，必定不能完全符合我国的国情和人民的需求。因此，在未来的发展路途上，如何积极培植相关产业人才，累积中国本土经验，将是我们未来的重要挑战。长远而言，为了对社区健康项目管理专业的发展做出贡献，我们应思考如何在社区健康项目管理的领域中，发挥我国的制度优势，产生本土化的实务经验和知识体系。这才是未来我国发展具中国特色的社区健康项目管理的目标所在，具有这样的发展企图，也才能呼应我国大健康产业的战略方向。

外在限制部分，社区健康项目管理是一门新兴的学科，即便是在健康产业中的从业人员，也还未必皆认识到运用项目管理方法和技术对健康产业的影响有何等深远，更遑论社会各界的资源投入及政府有关部门的重视，可说尚在萌芽阶段。因此，无论是产业发展的成熟度，或是管理工具、软硬件的配套等，目前我国的发展皆处于初级上升的阶段。社区健康项目管理的蓬勃，在外在环境条件的配合上，需要政府政策的引导以及民间企业的投资挹注。首先，政府政策的引导方面，配合我国"健康中国"政策的出台，大健康产业的发展趋势已然成形，然而，在人才养成及产业规范方面，仍需要加大投入和管理的力度，避免市场初期的乱象或是偏差，以政策导引鼓励民间投入，采取公私协力的方式稳步渐进，方能逐步将我国健康产业的生态环境良好地建构起来。其次，民间企业的投资挹注也十分重要。过去我们强调医疗产业的投资，但是以"医疗"为导向的发展，使资源过度集中于疾病的治疗，而非健康的促进；不仅如此，将资金重押在医疗服务的结果，即重视公共卫生"三段五级"理念中的第三段，使医院愈加追求高新尖的医疗仪器或设备，耗费了大量的医疗成本和资源，可是能够获得的治疗效果和预后却是相对较差的，因而造成社会总体资源的浪费和配置失衡问题。未来，我们应透过社区健康管理的理念，鼓励企业将资源配置在第一段和第二段的健康促进和疾病预防工作，使有限的资源得到更好的利用，也使国民健康的成效能够更为显著。

虽然社区健康项目管理乃至整个健康产业的发展尚面临诸多困难，但这些困境并非不能克服，我们可将其视为我国健康产业在发展道路上的挑战，且通过应对这些挑战，我们能逐步达到健康中国的目标，也能借此为社区健康项目管理专业的发展提供宝贵的中国经验，供其他国家参考学习。

参考文献

国务院第七次全国人口普查领导小组办公室.第七次全国人口普查公报(第五号)——人口年龄构成情况[R/OL].(2021-05-11)[2021-07-06]. http://www.stats.gov.cn/tjsj/zxfb/202105/t20210510_1817176.html.

DWYER T J, DAVISKAS E, ZAINUDIN R, et al., 2019. Effects of exercise and airway clearance (positive expiratory pressure) on mucus clearance in cystic fibrosis: a randomised crossover trial[J]. European Respiratory Journal, 53(4): 1801793.

UNITED NATIONS, 2019. U.N. Department of Economic and Social Affairs. World population ageing 2019: ST/ESA/SER.A/430[R]. New York: United Nations.

第二章　健康管理基础理论

从本章开始，我们要介绍健康管理的相关理论。社区健康项目管理是基于健康管理，而健康管理的理论提供其知识引导的方向，也是知识体系和产业发展的理论基础。因此，对于社区健康项目管理的初学者而言，学习好健康管理的理论，是不可或缺的。

社区健康项目管理一般被视为一套工作的方法，是将项目管理的技术，应用于社区健康产业中。因此，它的理论方法也是综合多元领域的相关理论，进而逐步发展出来的。借由其他生理学、心理学、社会学、医学与管理学等不同的知识背景，社区健康项目管理的实施将可以更为全面而有效。同时，在建构健康管理的相关理论时，也借用了上述不同领域的观念作为基础。

值得说明的是，我们学习这些理论的背景与解释，并不是为了评判何者的论述更正确；或是为着捧彼踩此地强调何者的观点更高明。理论的探讨为我们提供了一条认识专业学科的路径，是借由不同观点的分析，基于不同的知识体系，而经历“解构事实”并“再建构事实”的循环过程。因此，无论是多么宏伟奇雄的巨视观点理论，或是一沙一世界的微视观点理论，都为我们开启了认识世界和探索知识（真理）的一扇门。有了这层理解，我们就能对理论有正确的评价和认识。虽然在学习的道路上，这扇门并不是我们的终极目标，但是若不透过理论的这一扇门，则难以达到真知的彼岸。故此，我们学习社区健康项目管理时，仍不能忽略理论基础。

第一节　概　述

从本章开始，将对社区健康项目管理领域中，常接触到的及常应用于实务工作中的理论加以整理介绍，包括生物医学理论、知信行理论、健康心理学理论、综合健康管理理论、三段五级预防理论、管理科学理论、全人健康管理理论等七种主要的理论。它们分别从生理学、心理学、社会学、医学、管理学等领域，对社区健康项目管理的专业提供理论基础。

事实上，传统的管理理论，强调的重点是对企业生产模式或流程的改良或提升，其应用的范围包括传统的“五管”：生产管理、营销管理、人力资源管理、研发管理和财务管理。此后，由于科技的进步及互联网技术的兴起，企业的营运也十分依赖信息科技的应用，有学者提出，“信息管理”也是重要的管理范畴。但无论如何，“健康”——与人类日常生活密不可分的一种状态，却不被视为“管理”的标的。相反，它是一种个人或家庭的责任，甚至被视为一种人类群体存续的道德义务，与许多个人的良好品行有关，如生活规律、爱好清洁、和善温柔等人格特质；而个人的“不健康”情形，也极有可能影响群体的健康状态，如久病床前无孝子等，从而导致人际关系的紧张、家庭关系的不健全，乃至社会秩序的不安定或解构。因此，健康的议题始终为人类所关心。

随着现代社会的进步和工业化的发展，自工业革命后，人类社会的形态产生了剧烈的改变，伴随着工业化生产方式的改变，都市化的情形也愈趋明显。人们集中于都市生活，生产、消费等活动的形态改变，健康的生活形态也不再仅是个人的事，而变成了公共事务及国家政策的一环。当更多的人群聚集于都市中，个人的健康问题所可能造成群体的负面影响，也随之扩大。因此，健康变成一种“公共财物”(public goods)或“社会资本”(social capital)，透过国家对人民健康的投资，其效益将会十分显著。在积极的一面，例如，由于生产者的健康，生产力得以确保并提升；由于消费者的健康无虞，能更多致力于衣食住行等多元的消费，而非消耗在医疗支出上；同时，在消极的一面，可以避免大规模传染病传播，造成的经济损失或影响社会秩序；而较不健康的人群减少，也可以减轻社会整体的负担，或是减少政府救济的工作量及资源损耗。因此，许多国家将维护健康，视为基本人权之一，健康维护也成为政府施政的重要工作之一。

不同的国家，针对人民健康的维护及促进，采用了多元而具差异化的策略。依据Espin-Anderson(1990)对福利国家理论的分类，至少有三种模式：自由放任(laissez-faire)、组合主义(corporatism)及社会民主(social democratic)方式。其后Holliday(2000)又提出了所谓东亚模式(Eastern Asian model)，用以解释东亚国家的福利政策模式。各种模式间的比较及其对健康产业的影响分析，可见于表2-1。

表 2-1　福利国家模式间的比较与对健康产业的影响分析表

项目	模式			
	自由放任	组合主义	社会民主	东亚模式
福利理念	自由竞争	互助团结	社会福利	家父制度
制度设计	商业保险	社会保险	社会福利	社会保险
主导力量	市场	职业组合	公民权	政府/军公教福利
健康产业化程度	高	中	低	发展中
代表国家	美国	欧陆国家，如德国、法国等	北欧国家，如挪威、瑞典等	东亚国家，如日本、韩国等

资料来源：作者整理。

其实，健康产业的发展与各国的福利政策及制度建构有密切关系，在自由放任型的福利国家中，健康产业是最偏向市场竞争形态，也最具有产业规模的运作方式；另外，在社会民主制度模式中，健康服务的提供，更倾向被视为政府的责任，或是由非营利或非政府组织等第三部门负责，而人民获得健康的保障，则为公民基本的权利。最后，在组合主义国家中，应是介于二者之间，通常采用社会保险的制度提供医疗和健康服务，透过政府、企业和人民各自负担一部分的费用，共同构成社会安全网的体系，而健康与医疗服务则是其中的主要部分。东亚模式偏向于组合主义，同样偏好以社会保险制度的运作，为人民提供相关的福利服务。如日本、韩国等，皆采用包含全民在内的健康保险，并以工作薪资作为保费缴交的基础，运用社会保险的大数法则，以社会全体的力量，达到健康风险分摊的效果。

然而，东亚模式与组合主义之间的差异在于，东亚模式更强调以教育、公共卫生的形式提供社会福利服务，并以国家(政府)的力量主导资源的配置，以改善整体社会的福祉；而组合主义国家系以职业团体为基础，形成不同的职业团体组合，彼此间形成联盟或对抗关系，并以定期的相互协商机制作为重新调配资源的途径，达到社会的共识以促成发展。

综上所述，本章将介绍社区健康项目管理的相关理论，期望能使读者对此专业的全貌有更为全面的认识。

第二节　生物学理论(生理学观点)

首先，在社区健康项目管理领域最先提出观点，是从生物学的理论视角，即强调健康对社区居民的生理面影响，故又称为生理学观点。在生理学观点中的社区健康，其实就是传统个人健康的延伸；换句话说，此观点认为只要个人健康维持良好，或是促进个人健康，则社区(群体)一面的健康状况也自然能够提到维持或提升。因此，生物学理论强调，个人面的健康是最应受到重视的环节。

固然，生物学理论也承认个人面的健康并非只有生理面的需求，同时也具有精神心理面向的影响。此外，持生物学观点的学者也同意个人的家庭、社区和外在环境，同样会对个人健康造成冲击，如心理影响生理，或是社会环境污染给身体带来伤害等，但是，生物学理论认为生理层面的把握才是社区健康项目管理的根本之道。

生物学理论的观点，看重“身体素质”和“遗传因素”对个人身体健康所造成的影响。因此，在个人健康维持与促进的方法上，也透过个人养生与保健，并重视家族的遗传疾病等讯息的搜集，以作为个人健康管理时的参考。典型的生物学观点的社区健康管理例子，即热衷于报道世界上许多地区存在的“长寿村”现象，指出其社区居民长期饮用的水源或是饮食习惯，乃至于其所生活的环境地理因素，使个人身体素质强健，故能长命百岁。或是从生物遗传学的观点，找出人类身上某些家族具有“长寿基因”，使其家族成员一般都能延年益寿。

因为生物学理论强调个人层面的因素，故其健康管理的策略也是偏重个人层面的措施。例如，健康饮食与体重的控制，即是以个人为主要的工作对象。世界卫生组织于1992年所发表的《维多利亚宣言》可视为个人健康管理观念的代表，此宣言致力于运用科学论据为人类健康搭起一座健康金桥，此金桥的四大金石包括合理膳食、适量运动、戒烟限酒与心理平衡。此后，这四大金石就成为健康管理的重要工作目标。分述如下：

一、合理膳食

透过均衡多样的饮食及良好饮食习惯的建立，使个人能获得充足且平衡的营养素摄取。充足且平衡的营养素对端粒的长度具有显著的影响。例如，摄入富含ω-3脂肪酸的饮食等，或是借由地中海式的饮食，强调多蔬果、食用橄榄油，并以鱼类海鲜等低脂肪、低热量的饮食配餐，可以有效预防老年失智的疾病。这些都算是透过合理膳食的策略，达到个人健康管理的目标。

合理膳食不仅强调饮食的量，更主张透过“聪明地吃”来获得健康。合理膳食最主要的重点即在于微量营养素的补充，如钙、铁、锌等 16 种矿物质元素以及 13 种维生素。当微量营养素不足时，端粒会广泛受侵蚀而缩短，进而导致染色体不稳定，而影响细胞功能的正常运作，由此引发各种慢性疾病。意大利国家卫生研究所科学家马可洛等(2012)研究发现，每日多吃新鲜蔬菜者，端粒平均长度较长，特别是抗氧化的 β-胡萝卜素的摄入与端粒长度有显著相关(佚名，2019)。

二、适量运动

健康管理的基础即强调“吃动平衡”，除了营养的摄取外，运动也不可或缺。适量运动对于人体多方面的生理机能维持和提升具有重要的意义，主要增强心、脑、肺、胃肠、神经内分泌、免疫系统等功能；此外，适量且规律的运动也影响代谢循环、免疫功能、肌肉与骨骼，乃至压力的缓解和心理的平衡等。因此，适量运动也是个人健康管理的重要项目之一。美国医学会研究指出，每天运动快走 30 分钟的人比不活动的人死亡率降低 56%(养生大世界，2005)。不仅在消极一面，透过运动可以降低死亡率，积极一面，透过运动也可以增强肌力和肌耐力，改善老年肌少症的问题，在预防老年跌倒的问题上成效十分显著。

三、戒烟限酒

戒烟限酒也是健康管理中的重要项目。因为香烟经过燃烧会产生 4 000 余种化合物，其中包括尼古丁、焦油、一氧化碳和其他化学成分，有数十种刺激物质及 40 种以上的致癌物。香烟中的有害物质也可能沉积于血管之中，因此，吸烟可能导致心血管方面的疾病，如脑中风、狭心症、心肌梗死、肾动脉狭窄、四肢末端动脉阻塞等。此外，吸烟也会导致呼吸道方面的症状，如容易咳嗽、咳痰或感冒，更可能引发相关的疾病，如肺部慢性发炎、气喘、慢性阻塞性肺病、肺气肿等。此外，对于消化道、内分泌及怀孕中的妇女、胎儿及性能力等，都会有一定程度的影响。因为抽烟时烟气会经过口腔或呼吸道，香烟中的有毒物质随血液而全身循环，使抽烟者罹癌的风险也远高于非吸烟者。因此，戒烟对于健康的维持相当重要。

饮酒也是影响健康的风险因子之一。许多人轻视饮酒的危害，即使仅是饮用少量的酒精，都会影响健康，诸如因酒精缺乏营养价值导致营养失调，由于酒精的高热量导致体重超标、消化系统问题、肝功能受损、高血压及心血管疾病风险的增加与酒精成瘾等问题。尤其，若是暴饮或短时间内大量饮酒，则会增加酒精中毒、意外损伤和中毒、自杀及牵涉入暴力事件的风险。从对生理面的影响来看，饮酒将导致 DNA 端粒受压并发炎，加速端粒缩短的过程，使之因损伤过度而死亡；同时，端粒的缩短也增加了各种罹癌的风险。因此，限制饮酒也可降低危害健康的风险性。

四、心理平衡

人体的各项生理机能平衡是保持健康长寿的秘诀。事实上，人体有多面向的平衡，如吃动平衡、劳逸平衡、生理机能平衡等。其中，心理平衡是十分关键的，占主导地位，若是心理不平衡，则其他方面的身心机能都会受很大的负面影响，甚至导致许多疾病的产生，如高血压、动脉硬化、冠心病、癌症、消化不良、月经不调等，这些疾病同时也加速了人体的老化进程。斯坦福大学长寿研究中心的学者通过长期研究发现，保持积极的生活态度，怀有乐观的情绪，会减轻生活中的压力强度，同时降低压力激素的分泌，有助于健康。此外，保持乐观情绪有助于保护 DNA 端粒，使之减慢缩短的速度，从而延长寿命。

心理平衡主要的影响是在于压力的处理，因为压力激素又被称为毒性激素，会对人体的健康产生危害。研究显示，人类有 65%～90%的疾病与心理的压抑感有关，而产生所谓的“心身性疾病”。例如，整天焦躁不安、发怒、紧张等，即压力激素长时间居高不下，对人体的免疫系统造成抑制和功能的降低，因此，更加容易产生发炎的症状或是受到病毒或细菌的侵害。若是能保持乐观的情绪，感受快乐时大脑会分泌多巴胺等“益性激素”，则可以促进人的心情放松，产生快感体验，从而使身心状态保持良好、舒适，进而使人体各部分的机能相互协调、平衡，有利于健康和长寿。

第三节　知信行理论(行为学派观点)

知信行理论是属于行为学派(behaviorism)的理论，行为学派始自 1920 年代的行为科学研究(behavior science)。所谓行为科学研究，被广泛运用于多门学科之中，如心理学、社会学、教育学、政治学和经济学等。因此，行为科学被视为研究人的行为或人类集合体的行为的科学，成为十分重要的显学之一。行为科学强调人类的行为是受到认知等心理内在活动的影响而产生的，但是由于人类行为也存在差异性和多变性，常是无法预测或是难以理解的，因此，行为科学主张运用自然科学的方法，如实验法和观察法等，以研究自然科学的方法，找出其规律性解释，来研究人类行为和社会现象。而行为科学研究也不只关心个体的行为的科学，也包含群体的行为及组织行为。由于行为理论的研究强调透过自然科学的方法，相较于传统社会科学更具有系统化及实证性的说服力，因此，在 1970 年代曾风靡一时，甚至一度有学者认为，唯有行为科学的研究才能算是“科学”。

知信行理论强调知识(knowledge)、态度/信念(attitude/belief)及行为(practice)，是构成健康、促进行为的三个主要元素。因此，此理论也取各自的英文字母开头，称为 KAP 理论。如图 2-1 所示。

此理论为英国学者柯斯特提出，用来解释个人知识和信念，以及如何透过科学性、系统性的方法，影响人们的健康行为作出改变(Cust，1979)。知识是基础，态度/信念是动力，而愿意作出行为的改变及促进健康的行为，才是目标，至终能达到健康管理的预期效果。因此，三者间具有很强的联结关系，却又不必然是因果关系。意即，从了解相关的健康知识和信息，到最终愿意采取健康促进行为，改变不良的生活模式，必须经历一段过程，若没有前一段的铺垫，则后一阶段也不会产生。然而，从实务经验来看，就算有了健康知识，个人的态度和信念也未必就会被说服，也就不一定产生后续的健康行为。

知信行理论就是从行为科学研究的观点，理性且客观地将人类行为的改变分为获取知识(knowledge)、产生信念(attitude)和形成行为(practice)三个连续过程，每个阶段都只有部分人群能够因为前一阶段的影响，而进入下一阶段。因此，要反推健康行为产生的

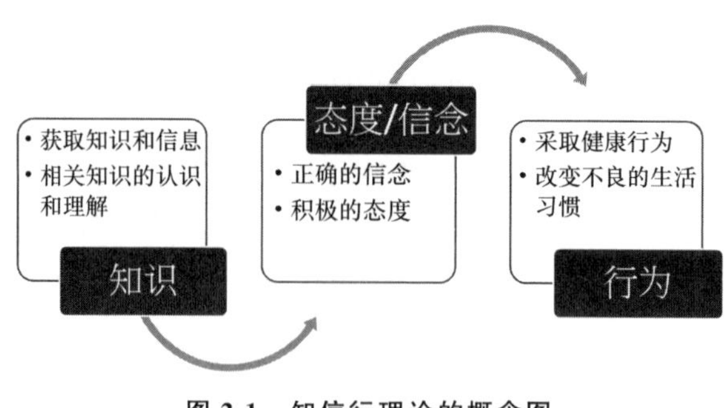

图 2-1　知信行理论的概念图

数据来源：作者整理。

效果。例如，若欲40%的人作出改变，并产生健康行为，则需要有60%的人愿意以积极的态度参与实践，且需要有80%的人愿意相信或对此健康观念持有正向的信念；再者，为了达此目标，则需要有90%以上的人，能够获得此健康信息和知识。由此可知，知信行理论的应用基于很强的逻辑推理性，而在社区中进行健康项目管理时，可借由此理论的步骤，依序推动健康促进的策略。

第四节　健康心理学理论（心理学派 OHP）

健康心理学强调对健康和疾病之行为和心理历程进行科学研究。这是从心理学观点出发，对人类健康、疾病的过程作探究，属于心理学的次领域（subarea）（Morris，1996）。它是运用心理学的原理、原则、知识与技能来维护、增进个人身体或心理健康的学问。根据美国心理学会健康心理学分会（The Division of Health Psychology）在1980年提出的定义："健康心理学是从心理学的观点出发，运用健康促进、疾病预防等手段促进个人身心健康；并通过探讨、诊断个人心理功能失调的原因，提高个人社会生活适应能力；同时，也可从学术观点分析健康管理体系和健康政策制订与改善中的社会心理议题，以提供科学性建议。"其核心的概念即认为心理因素能直接影响健康，因此，若欲有良好的生理健康，则心理健康和平衡的心理状态为其必要条件。身心相互影响的过程，也将身、心健康的关系视为一体。举例而言，健康心理学观点认为，健康不仅是生物过程（如病毒、肿瘤等），同时也是心理（如思想和信仰）、行为（如生活习惯）及社会过程（如社会经济地位和种族）的共同产物（Ogden，2012）。因此，健康心理学为社区健康管理开启了另一扇窗，为我们规划社区健康方案提供了不同思维。

因为健康与疾病的影响因素是复杂而多重关联的，且不能单就身体（生理部分）的健康来考虑，必须兼顾心理历程，包括行为背后的内在动力、生活压力、疼痛的影响与习惯的改变等。因此，健康心理学倾向于不仅探讨健康，更是针对疾病的概念加以探究。

事实上，健康心理学认为疾病也是多种因素所造成的，而人们需要为自己的疾病和行为负责，可以透过适当的介入及心理认知的改变，降低个人致病的风险。因此，人类心灵的状态，既是疾病的因，也是疾病的果。个人的心灵与肉体的合一是不可区分的。再者，健康心理学也强调了健康与疾病是连续性的过程，并非一刀切式的泾渭分明。由此可知，透过良好的健康管理策略，并运用健康项目管理方法，将有助于调整个人的心理状态，有助于健康目标的达成。

健康心理学理论的发展，与下列五点的趋势相关(Taylor，2003)。(1)疾病形态的改变；(2)健康照护服务的扩充；(3)医疗接受度渐增；(4)对健康的实质贡献；(5)方法上的贡献。分述如下：

一、疾病形态的改变

随着工业现代化和城市现代化，人类生活模式有了巨大的改变，而疾病的种类和形态也发生了很大的变化。疾病的种类多从传染性流行性疾病，如肠胃炎、疟疾，转变为与个人生活习惯密切相关的“生活习惯病”，如糖尿病、高血压、癌症等。疾病的形态也倾向于由急性病症转变为慢性病的形态。因此，健康生活形态逐渐受到重视，而健康心理的角色更为关键。中国疾病预防控制中心周脉耕博士与美国华盛顿大学合作，针对1990—2017年全国34个省级行政单位的卫生状况进行分析研究发现，1990—2017年间，中风和缺血性心脏病取代了下呼吸道感染和新生儿疾病，成为疾病负担的主要原因。年龄校正的中风死亡率下降33.5%，年龄校正的慢阻肺死亡率降低68.6%，但是慢性疾病如中风、缺血性心脏病以及肺癌，现已成为中国人群过早死亡的主要原因(Zhou, et al, 2019)。研究结果显示，传染性疾病和母婴疾病的影响在不断下降，目前最影响国人健康的疾病基本都是非传染性的慢性病。这样的趋势不但与老龄化有关，也和国人生活越来越富足、吃得多动得少，导致三高和肥胖有关。因此，疾病形态的改变，也促使人们重视对致病因素的探讨，并加深了对健康促进的重视。

拉长时间的轴距，回顾人类近百年的历史，不仅疾病种类与形态有变化，连人类的生活形态也有很大的变迁。因此，人类生活形态的改变，使健康的维持充满了各种风险因子，如日渐增加的生活压力、紧凑的工作生活步调、工业化和都市化的生活形态、体力劳动及体能锻炼机会的减少和自然环境的污染等，这些生活环境的变迁，大幅改变了现代人的生活习惯，导致许多不健康的生活形态与致病因素的产生。生活形态变迁的特征、现象及衍生问题，可见于表2-2。

表2-2　生活形态变迁的特征、现象及衍生问题

特征	现象	衍生问题
生活压力的增加	经济发达、社会繁荣、坐式生活、时间解放、休闲产业发达	劳心伤神、身心功能失调增加、失眠、忧郁症增加、慢性病增加、药物滥用
紧凑的工作步调	加班过劳、工作竞争、产业变迁速度快、专业化分工细	非典型工作增加、工作过劳、精神压力、异地工作、远离家庭
工业化和都市化生活形态	生活空间紧缩、室外活动减少、人口密集、环境污染	单亲教养、留守儿童、留守老人、居住问题、交通问题
体力劳动及体能锻炼机会的减少	知识经济占主导地位、机械取代人力、生活及交通便利、习惯舒适的生活	体能下降、减少步行、久坐不动
自然环境的污染	垃圾、水、土壤、空气、噪音、化学、辐射污染等	癌症、慢性病增加、医疗保健费用增加、塑胶微粒问题、食品安全

资料来源：作者整理。

二、健康照护服务的扩充

健康照护服务的扩充，也是健康心理学发展的重要原因之一。由于健康照护成本的提升与服务项目的增加，人们对健康照护的期待也愈加提升。不只是局限于疾病的治疗，更是期望能防患于未然，提早避免致病的风险因子，以最大可能维持自身的健康。因此，健康照护服务的范围自然也随之扩充。不仅如此，健康照护的重点，也从生理面的照护，进一步扩充到心理面的支持和关怀，而健康心理学对预防的强调和关心，恰可满足此一趋势；同时，由于早期关怀及检查技术的进步，也可减少疾病管理费用与成本的支出，但欲做好早期关怀及检查的介入，则需重视医患间的“关系建立”(build up relationship)。故此，健康心理学的发展愈加蓬勃。

再者，随着健康心理学在理论和研究上的发展，健康心理学对健康照护体系的提升和照顾技术的进步也具有显著帮助，如评估疾病的心理原因、分析照顾行为的角色、预测不健康行为的心理因素、了解促进健康的行为与预防疾病的心理转移等等(Ogden, 2004)。因此，无论是在健康照护的服务项目上，或是对疾病治疗的影响上，健康心理学的发展都扮演着愈加重要的角色。

三、医疗接受度渐增

传统的医学领域强调以人体解剖为基础的生理研究，尔后随着生物科学实验技术的进步，进而接受临床试验、检体采集和化验分析的数据作为疾病诊断和治疗的依据。然而，健康心理学的发展使其在临床工作中的价值也逐渐被医师与健康照护专业团队人员所接受。尤其是健康心理学运用心理学的理论和方法，改变病人的生活形态和促进健康行为，使医疗的效果能更加显著，因此，健康心理学的发展与医疗接受度渐增也有密切关系。

四、对健康的实质贡献

前述医学领域对健康心理学的接受度增加，也与健康心理学确能对健康做出实质贡献有关。例如，健康心理学家已发展出许多有关健康问题的短程行为介入(short-term behavioral interventions)，包括疼痛管理的处置、抽烟和酗酒等不良健康习惯的改变与慢性疾病管理和药物滥用之副作用管理等。由于健康心理学的理论和方法的进步对于前述的相关问题及症状都有一定程度的缓解和改善，同时，能更有针对性地处理某些行为问题而导致的疾病因素，使疾病发生率降低，因此健康心理学的发展与其在临床上的实质贡献相关。

五、健康促进方法上的贡献

最后，健康心理学提供了关于健康的更全面观点，它不仅关联了健康的全方位定义，包括生理、心理与社会的健康层；同时，它也考虑了健康促进的多元方法。其实在某些特定的疾病治疗上，与其追求“治愈”，还不如追求健康的心理状态，能达到与疾病“和平共处”的情况，对于病患及家属的效益可能更高。尤其在某些目前仍囿于医疗技术和科技限制而无法治愈的疾病上，如阿尔茨海默病、末期癌症、精神疾患及某些罕见疾病等，健康心理学提供的方法，并不一定是病理观点的治疗途径，相反地，它更关心病患的心理状态和需求。此外，虽然健康心理学家并不一定如医师和护士般，胜任诊疗、开刀或照护的临床工作，但是在健康心理学领域，却擅长于资料搜集并运用统计分析方法，使临床照护工作能够更具有效益和可评估性。透过健康心理学在方法上的贡献，也增加了临床医学的专业性和效益性。

第五节　综合健康管理理论(社会学观点)

综合健康管理理论属于社会学的观点，亦有学者称之为综合人群健康管理或是人际互动层次的健康行为理论(许雅雯等，2017)，系指通过协调和组合不同的基本管理策略，来为个体或群体提供更为全面的健康管理服务。综合健康管理理论被视为透过社会认知(social cognitive theory)的观点，且结合心理学与社会学的专业，纳入人类行为科学的相关理论中。综合健康管理的主要特色，即着重于社会层面的影响力，尤其强调外在与内在的社会增强(social reinforcement)对个人行为改变的影响。不仅外在环境可能影响个人的健康行为，个人主观的学习和模仿学习对象的行为模式，也可以获得行为上的改变。例如，电视媒体的广告效应，或是名人代言人的宣传效果等，都有促使人们想要学习仿效的效果，进而达到改变行为与生活习惯的目的。

因此，综合健康管理理论强调健康促进的方法，至少包括下列数个面向：

(1)个人自身的生理、心理状态之外，社会与外在环境的重要性也不容忽视。(2)基于社会认知的观点，综合健康管理主张健康促进，也可透过学习、模仿而达到健康行为的养成，重点在于如何产生观察学习的机制与运用增强作用提升自我效能(self-efficacy)，达到健康管理的目标。(3)综合健康管理理论虽可应用于个人层面的健康促进，如前述的增进自我效能等，但在实务工作上，它更常运用于团体或社区等人群健康管理层次。透过人群互动所产生的群体效应或团体动力，将使社区健康管理的成效更加显著。

此外，综合健康管理也强调社会认知对个人认知的影响，与其行为和所处环境间的相互作用。图2-2呈现行为、认知因素和环境因素三者之间的交互影响，及如何改变健康促进行为，并作为综合健康管理的理论架构。

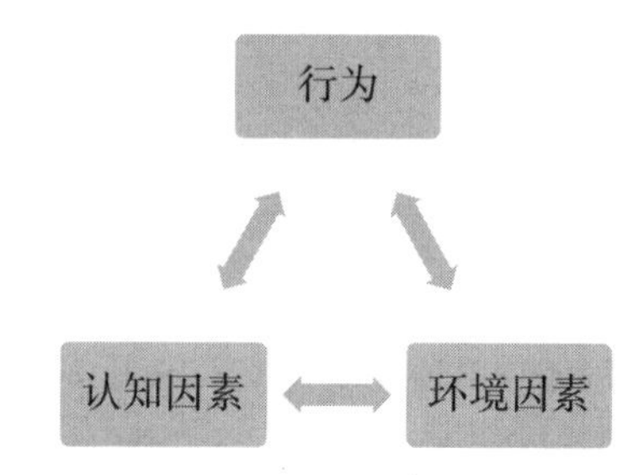

图 2-2　综合健康管理运用社会认知观点交互作用图

资料来源：部分引自许雅雯等(2017)。

综合健康管理理论认为，透过人的认知、环境与行为之间相互交流，会产生新的行为学习，故称为“交互(决定)作用”(Pajares，2002)。健康管理与行为因素相关，包括运动行为、饮食行为、遵从医嘱行为、用药行为等，认知因素包括个人/社会对健康的观念、对于健康知识的接受程度、执行健康行为的重要性理解和认知等，而环境因素则包括社会价值观、亲友或重要他人的社会支持、工作压力、社会资源、社会地位与媒体宣传传播等。

除此之外，综合健康管理理论也将社会认知的过程，细分为九项重要的要素，包括环境、情境、行为能力、结果期待、期望价值、自我控制、观察学习、增强作用和自我效能。根据此九项要素及其说明和应用，可整理为表2-3。

表2-3　综合健康管理理论应用社会认知观点的九项要素、说明及应用

要素	说明	应用
环境	相对于个人之外的、广泛的空间和范围，如家庭环境、同侪压力、社会价值观、政策法规等	国家颁布《大健康政策》、烟害防治法规，社区绿带及户外活动空间设置等
情境	小范围内被个人觉察感知的部分，如活动时间、地点、实体设备	短信、海报等提醒健康小常识，禁烟标志、海报等
行为能力	执行特定活动的能力、知识和技巧，如进行运动的能力、了解吸烟危害的知识学习能力等	办理卫教讲座提升社区民众认知能力，针对肥胖问题开设减重课程提升社区民众体重控制的能力
结果期待	对于行为的预期结果，如依据过去行为所获得的经验、对某行为的生理和情绪反应等	借由控制卡路里的饮食调整，达到体重下降的结果。借由每日定时服药，可期待血压的稳定控制
期望价值	对于执行行为后的期待，如了解减重所带来的身体负荷降低，而产生良好的自我形象感受等	减重后血脂和血压下降，可减少就医的时间成本和金钱花费，符合期望价值
自我控制	个人自我规范以达到预期目标的能力，如设定体重管理的目标并实践达成之、采取健康促进行为及改变生活形态的决心和执行力等	透过每日量测血压的习惯养成，使自我监控血压变化的能力提升。每日固定生活作息，对生活的掌控感得到提升
观察学习	个人在行为历程中，习得相关经验或是透过观察，模仿他人的行为，如重要他人产生的说服力或是成功人士的行为影响，达到见贤思齐的效果	病友团体、读书会、社区情绪关怀支持小组等，协助团体中成员间的相互观察与学习，提高自我健康管理的意识并展开相应行动
增强作用	依个人行为执行的结果，给予正向或负向增强的效果，驱使人们继续进行特定的行为。如受到褒奖、获得鼓励等	借由定期或不定期的表扬大会、荣誉榜、社交媒体上的点赞和成功感言发表等，产生正增强效果，并扩大影响效益
自我效能	个人认为自己可以成功执行的信念，或是克服困难的信心，透过系统性的教育培训，可以提升自我效能，如卫生教育、观摩学习等	借由不同情境的角色扮演、模拟练习、情境训练及考评等策略，提升个人进行健康管理的自信和决心

资料来源：整理自GLANZ K，RIMER B K，VISWANATH K，2002.Health behavior and health education：theory，research and practice[M].San Francisco：John Wiley & Sons.

综合健康管理理论的方法，除了可应用于社区健康运动的推广，也可以作为卫生教育的介入方案，协助社区居民规划改变生活形态。Rajati等学者(2013)曾以心脏病患的运动和卫生教育研究为例，以综合健康管理理论为基础，提升病患自我控制能力，协助加强社会支持的建构，并增加其在生活中观察学习健康典范的机会，进而协助病患建立适合自身的运动饮食规划及生活作息常规，透过学习执行动态监控和自我奖励机制，促进正向反馈及自我效能，而达到健康促进的正增强作用。

参考文献

李维瑜，刘静，余桂林，等，2015.知信行理论模式在护理工作中的应用现状与展望[J].护理学杂志，30(6)：107-109.

施焕中，2014.中国过去30年以来主要死亡原因的变化趋势[EB/OL].(2014-02-24)[2021-07-07].https://wenku.baidu.com/view/a1670d13ed630b1c59eeb5cf.htm.

许雅雯，叶慧容，黄戊田，等，2017.健康促进[M].2版.新北：新文京开发出版股份有限公司.

余丽君，房兆，杨春娟，等，2013.护理干预对老年住院患者跌倒预防知信行的影响[J].护理学杂志，6：13-15.

佚名，2005.动与静的细节[J].养生大世界(10)：11.

佚名，2019.保护染色体端粒，延长寿命[EB/OL].(2019-05-16)[2020-07-07].http://www.360doc.com./content/19/0516/16/15991787_836129530.shtml.

张开利，王建萍，唐四元，2011.对糖尿病患者生活品质与主要照顾者知信行的相关性研究[J].护士进修杂志，26(8)：682-684.

张开金，夏俊杰，2011.健康管理的理论与实践[M].南京：东南大学出版社.

CUST G A，1979.Preventive medicine viewpoint[M]// Health education：perspectives and choices. London：George Allan and Unwin.

ESPIN-ANDERSON G，1990. Three worlds of welfare capitalism[M].Cambridge：Polity Press.

GLANZ K，RIMER B K，VISWANATH K，2002.Health behavior and health education：theory，research and practice[M].San Francisco：John Wiley & Sons.

HOLLIDAY I，2000.Productivist welfare capitalism：social policy in East Asia[J].Political studies，48(4)：706-723.

OGDEN J，2012.Health psychology：a textbook[M].5th ed.Maidenhead，UK：Open University Press.

OGDEN J，2004.Health psychology：a textbook[M].3rd ed. New York：McGraw-Hill.

PAJARES F.Overview of social cognitive theory and of self-efficacy[EB/OL].(2013-05-05)[2021-07-07]. https://www.uky.edu/～eushe2/Pajares/eff.html.

RAJATI F，MOSTAFAVI F，SHARIFIRAD G，et al，2013. A theory-based exercise intervention in patients with heart failure：a protocol for randomized，controlled trial[J].Journal of research medical science，18(8)：659-667.

ZHOU M G，WANG H D，ZENG X Y，et al.，2019. Mortality，morbidity，and risk factors in China and its provinces，1990-2017：a systematic analysis for the Global Burden of Disease Study 2017[J]. Lancet，394：1145-1158.

第三章 健康管理理论的发展

健康管理的理论相当多元，健康管理理论蓬勃发展，一面与健康观念受到更广泛的重视有关，另一面也与健康领域的研究及新知发现的突飞猛进有关。前者随着人口高龄化的社会结构变迁，健康的议题变成生活品质提升所追求的指标之一；而后者则随科技的进步，健康的获得、维持、促进与提升能够以更科学化、系统化的方式，变成专业的知识加以传播。因此，社区健康项目管理的领域随着健康管理理论的发展和进步，而有了新的观念和实施策略。本章延续前一章的理论介绍，作者会先整理健康管理理论的相关发展，再说明关于健康管理的预防医学及公共卫生观点，并进一步介绍融入管理科学观点的健康管理理论。最后介绍具有中国特色的健康管理理论——全人健康管理理论，提出基于传统中医治未病的理念的健康管理原则。希望这一具有养生保健意涵的健康管理理论，能为推动并普及健康理念及教育提供参考。

第一节 概 述

健康管理理论的发展，有不同的向度可以加以分析，大致的区分可以从个人层面的健康管理理论，发展至社区层面的健康管理理论。这样的分类及发展进程，也对应人们对健康的认识，从个人面发展到群体面，从生理面扩及心理社会面，并从医学治疗面，拓展至生活照顾面。健康管理理论的概念发展可参见图 3-1。

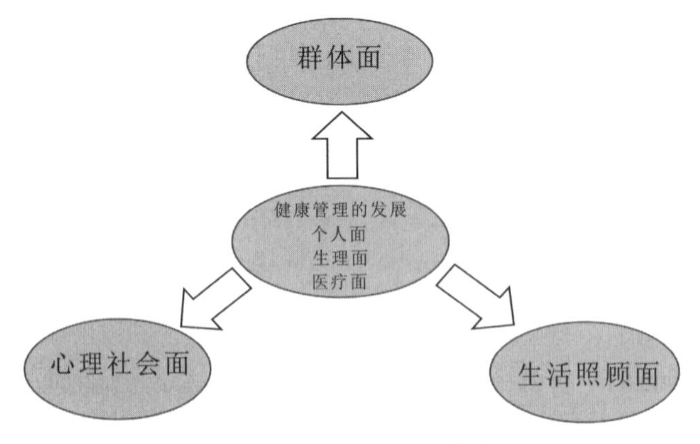

图 3-1 健康管理理论的概念发展图

资料来源：作者整理。

一、个人层面的健康管理理论

在个人层面，主要是强调个人的认知、态度及动机对行为的影响，因此，也强调个人对健康促进负有一定的责任。常见的理论模式分述如下：

(一)健康信念模式(Health Belief Model)

健康信念模式，可用于解释个人为何会采取预防性的健康行为，也是一种预防性的健康管理模式(Pender, et al., 2015)。个人的健康信念对于其健康管理具有关键的影响，故此，此理论认为个人对健康(结果)重要性的评估，会影响其采取健康行为的可能性。它将这个影响的过程，分为三大因素，包括个体的感知、修正因素(如人口、性别、年龄、职业或是他人经验及媒体宣传所带来的影响)、采取健康行为的行动。此理论立足于健康行为的行动是个人对健康的信念所驱动产生，因此，它强调了个体若越能敏感地感知到疾病的状态(即对疾病的易感性)，其愿意采取行动来预防疾病发生的可能性也越高。从表 3-1 可以看出健康信念模式中，个人不同的感知对构成信念的差异。

表 3-1　健康信念模式感知类型的定义与应用

感知类型	定义	应用
自觉易感性 (perceived susceptibility)	个人自觉受感染或发生疾病的概率高低	如：333 运动法则及 BMI 等指标，当社区居民未能达到标准时，会自觉健康状况不佳或运动量不足
自觉严重度 (perceived severity)	个人觉得受感染或发生疾病后的严重程度及后果	如：借由宣教或倡导，社区居民了解肥胖所带来的高血压、高血脂与心血管疾病等对生活功能的严重影响
自觉利益度 (perceived benefits)	个人自觉在行为改变后，所能带来降低风险的程度或改善健康状况的程度	如：透过规律运动或健康饮食的规划，个人主观感受到体力、精神变佳，而有健康获得改善的获益感受
自觉困难度 (perceived barriers)	个人自觉进行特定活动时可能遭遇的困难与阻力，以及行为改变所需付出的代价	如：了解为何减重计划难以实施，是缺乏适当的运动场地、器材，还是运动计划指导？由此了解自觉困难的原因

资料来源：GLANZ K, RIMER B K, VISWANATH K, 2002. Health behavior and health education: theory, research and practice[M]. San Francisco: John Wiley & Sons.

透过个人的感知进而产生信念，能够有效促使社区民众采取健康促进的行为。健康信念理论也常被用于个人健康行为的探讨，较少触及社会环境因素的影响(Bayat, et al., 2003; Javaheri, et al., 2014)。因此，它算是健康管理理论发展较为早期的观点，着重在个人层面的健康管理。同时，由于健康信念理论强调预防性行为的重要性，它对于解释预防注射、接受筛检等短期易完成的预防性健康行为，具有较强的解释力。但相对于慢性疾病或长期照护领域的健康管理，因为关涉的范围更广，且非短期内透过行为改变即可预测健康的变化，故为此理论的限制所在。后期即便有相关学者，尝试加入“自我效能”(self-efficacy)的因素加以解释此理论在慢性病或长期照护上的健康管理，以增加此理论的解释力(Rosenstock, 1990)，但仍须待群体面的自我效能及社会认知理论的出现，才能有更好的解释力。

(二)理性行动理论及计划行为理论(Theory of Reasoned Action & Theory of Planned Behavior)

理性行动理论及计划行为理论立足于人是理性行为动物,会在系统性地思考并综合判断各种讯息后,采取对自身最为有利(符合理性逻辑)的行为。因此,当个人决定采取某项行动时,其行为意图(intention)将扮演关键角色,直接影响其后续实际行为的发生。然而,完全基于理性行为的假设,并不能全面地解释人类的行为准则,尤其是在健康行为方面,常常是"心有余而力不足"。例如,对于吸烟的危害及致癌的风险,一般人可能皆具有一定的了解,即使是吸烟者也明白吸烟所可能带来的伤害及对自身健康的不利影响,甚至吸烟者也有行为意图,想尝试戒除烟瘾,然而,实际上戒烟并不如理性行动理论所假设的,只要是理性行为而个人又有意图,即能够作出行为的改变。

为此,在理性行动理论的基础之上,有学者提出理性行为理论的盲点,即个人的行为并非完全受个人意志控制的现象,相对地,控制信念(control belief)与知觉权力(perceived power)的因素,才是个人行为作出改变的真正原因(Ajzen,1991),而这二者所产生的中介变量,被称为"知觉行为控制"(perceived behavioral control)。意即,个人行为除了以理性为基础外,在真正采取行为前,还会受到信念、态度、规范等影响。计划行为理论如图 3-2 所示。

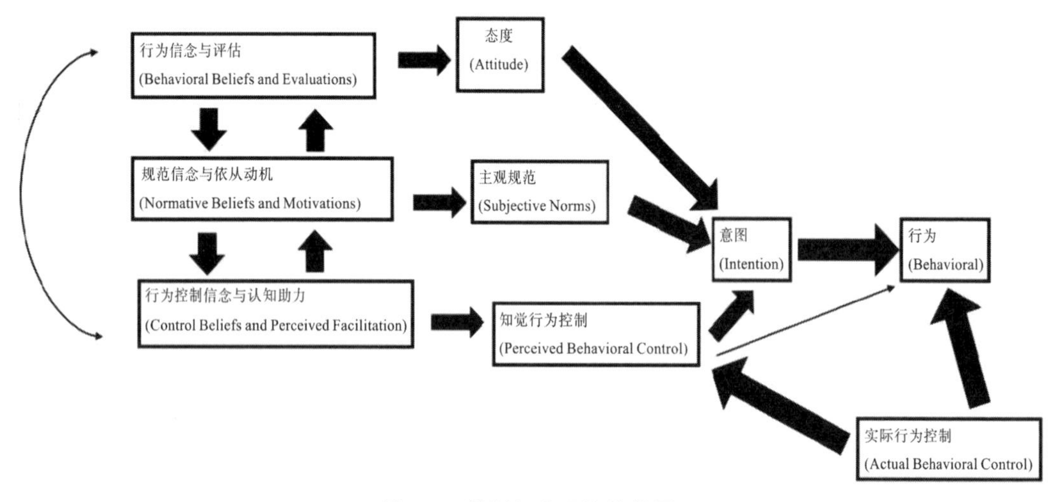

图 3-2 计划行为理论结构图

资料来源:AJZEN I,1985.Frorn intentions to actions:a theory of planned behavior[M]// KUHL J,BECKMANN J.Action control:from cognition to behavior.Berlin Heidelberg: Springer-Verlag.

计划行为理论对于健康行为的产生,较理性行动理论的架构更为复杂,认为是一系列前置变量的交互影响,如同计划般的安排,逐步推衍而成。例如,Gatch 等人研究大专学生参与有氧运动的意图,发现大学生依据自己的心理信念以形成态度,又受到参考群体的影响而形成主观规范,同时,控制信念及能力又形成知觉行为控制。而后,态度、主观规范及知觉行为控制共同的作用影响了行为意图,进而影响最终的行为结果。透过数学模型的推导及统计分析,计划行为理论模型的预测能力超过理性行动理论模型。即便如此,因为计划行为理论强调行为意图的影响,若是行为意图的过程受外部变量的干扰,如时间因素影响，计划过程将发生改变，而使理论模型的预测效果降低。相关研究显示，计划行为理论对行为改变的分析中，对体能活动及饮食行为的解释力较佳，但对于安全性行为的解释力则偏弱（McEachan, et al., 2011）。

二、社区层面的健康管理理论

在群体层面，由于健康管理理论的发展逐步由个人面转向群体层面，即不仅个人的意图和行为会影响健康行为，更重视社会认知及其对自我效能的影响，促进健康行为的产生。同时，相较于个人层面的理论，群体层面的观点也更重视社区环境所带来的影响，因而发展出跨理论模式（Transtheoretical Model of Behavior Change）。分述如下：

（一）社会认知理论（Social Cognitive Theory）

社会认知理论强调行为的改变系个人的（personal）、环境的（environmental）及行为的（behavioral）三方共同影响的结果。个人面的因素包括知识、态度、价值观及影响个人认知的相关基本要素，如年龄、性别等。环境的因素包括重要他人的角色模范、社会规范、环境压力、资源和信息等。行为的因素则与个人行为模式及行为能力有关，也与过去行为的惯性形态有关。因此，个人的行为并非处于"真空"的社会结构之中，而是受到社会环境的影响，同时，个人也会因与环境互动后的反馈及经验累积而改变认知，进而影响其后续的行为。因此，社会认知的形成，是人与外界环境互动所产生的结果，而且促进人类行为改变的方法可以在学习的过程中找到。个人除了借由本身与环境的交流经验外，亦可透过观察他人与环境的互动经验，来产生学习的效果，进而促进行为的改变。

社会认知理论也认为自我效能（self-efficacy）是影响行为改变的重要因素，而自我效能不仅是个人的期待和想法，更与外在的环境有着密切的关系，因此，社会认知理论常被运用于社区健康项目管理的领域中，尤其是为人群健康管理提供较为宏观的理论视角。以社区健康项目管理中的社区糖尿病防治为例，表 3-2 分别从三方面的交互作用解析健康行为的养成策略。

表 3-2　从社会认知理论的三构面分析社区糖尿病防治健康策略

	个人的	环境的	行为的
定义	指个人具有的知识、态度、价值观及影响个人认知的相关基本要素	指重要他人的角色模范、社会规范、环境压力、资源和信息等	指与个人行为模式及行为能力有关，也与过去行为的惯性形态有关
策略范例	1.举办糖尿病卫教讲座 2.提供个人防治糖尿病相关知识 3.针对糖尿病风险因子作说明和教导 4.推广学习低糖饮食餐的料理方式	1.透过村里长辈、地方健康耆老现身说法，扩大宣传效果 2.打造社区信息站，透过相关海报、折页等，宣传糖尿病防治讯息 3.规范社区健康活动日，鼓励运动 4.举办社区减重班，鼓励组成健康促进团队，定期评比并表扬优秀队伍	1.透过行为指导，增强个人的自我效能，增强达成目标的信心 2.借由过去个人正向成功的相关经验，激发其遵守糖尿病防治策略 3.以行为引导技术，鼓励个人纪录、分享、见证、宣誓个人的阶段计划和目标，并呈现其结果和预期的效益相符

资料来源：作者整理。

(二)跨理论模式

跨理论模式则鉴于个别理论的局限性,主张整合相关理论的概念,并加以陈述,以适用于社区健康项目管理的实务中。它可用以解释个体问题行为改变的过程,并且更细致地区分行为改变的不同阶段,显示行为的改变并非一蹴而就的,而是必须经过一系列的过程。因为跨理论模式结合了个人层面与群体层面的视角,因此,它的解释和应用范围,也可兼容适用于个人健康管理和社区健康管理的范畴。跨理论模式指出,人类行为改变的五个阶段,可分为沉思前期(precontemplation)、沉思期(contemplation)、准备期(preparation)、活动期(action)和维持期(maintenance)。其说明可见于图 3-3。

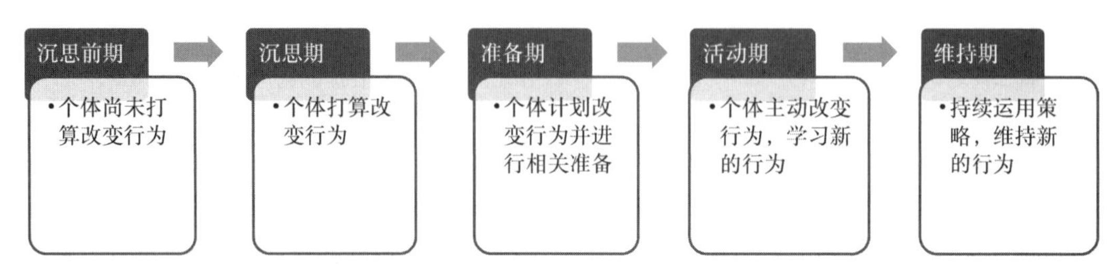

图 3-3　跨理论模式的行为改变五阶段图

资料来源:Prochaska,J.O., DiClemente,C.C.(1983).

尽管行为改变具有不同的阶段,但上述的阶段之间并非单向性的,也可能在进行过程中回到前一阶段,或等相关环境及条件更加成熟后,才继续前进至下一阶段。这也符合我们在实务工作中推动社区健康项目管理时的经验。往往社区居民尚未能改变其健康行为,或是经过了一段工作时间,仍未能有显著的成效时,此理论再次提醒我们必须重新审视社区居民所处的阶段,评估其是否预备好作出改变,抑或是离我们所期待的行为改变更远。针对不同阶段的参与者作出个别化的因应策略,将是成功推动社区健康项目管理的重点所在。例如,针对处于沉思前期尚未打算改变其行为的社区居民,则需要强化宣传公共卫生教育,使其具备相关知识,并进一步了解其未打算改变行为的困难点所在,予以针对性工作。针对沉思期的社区居民,则可稍降低其风险评估系数,并以鼓励和协助规划的方式促成并落实其行为改变。

由此可见,采用跨理论模式进行社区健康项目管理的特点,主要在于健康专业人员需要先评估个案所处的行为改变阶段,并根据不同的阶段采用适当的方法,促进并引导其行为改变的过程,以达到健康管理的目标。此模式尤其在抽烟、饮食及物质滥用等健康管理实务工作领域中,取得了显著的成效(Evers,et al.,2012;Horwach,et al.,2013)。

健康管理理论的发展,除了前述由个人面扩增至群体面外,也从生理面扩及心理社会面,从医疗面扩及生活照顾面等。这一趋势可由后续的理论发展看出。

第二节　三段五级预防理论

三段五级预防理论，属于预防医学（preventive medicine）的公共卫生观点，它是对基础医学（研究治疗方法的学问）和临床医学（研究如何治疗的学问）的前段部分进行补充和加强的思维，换言之，它是研究如何防患于未然的学问。与“治疗”不同的是，它更强调“预防”，是以“健康”为追求目标，而非以“疾病的治愈”为目标。因此，在预防医学中，常结合流行病学、公共卫生、社区医学、人口医学、生命统计等，以不同的途径和方法，来达到预防疾病发生的效果。更积极一面，则能透过健康促进模式（health promotion model），达到社区民众的健康目标。所谓“三段五级”，主要的三段是指初段预防、次段预防及三段预防，五级则是健康促进、特殊保护、早期诊断早期治疗、限制残障、复健。三段五级的概念可见于图 3-4。

健康促进	特殊保护	早期诊断 早期治疗	限制残障	复健
1.加强卫生教育 2.提高生活水准 3.良好营养 4.正常休闲和运动 5.良好的就业及工作环境 6.正常发展个性 7.改善环境卫生 8.婚姻指导、性教育 9.遗传优生 10.定期体检	1.接受预防接种 2.注意个人卫生 3.利用环境卫生知识 4.职业伤害的保护 5.意外预防 6.给予特殊营养 7.避免接触致癌物质 8.慎防过敏原接触 9.高危险群的照顾	1.个人或团体中寻找病例 2.实施筛检 3.选择性检查，其中的是： (1)预防和治疗疾病的进行 (2)预防病原传播 (3)预防合并症出现 (4)减少残障可能性	1.完全治疗 2.住院诊治 3.居家照护及疗养 4.防止病情恶化及限制残障、死亡	1.生理、心理及社会适应、发挥最大能力 2.职能复健 3.完全就业 4.长期照顾
第一级健康	第二级健康	第三级健康	第四级健康	第五级健康
第一段预防		第二段预防	第三段预防	
病理前期		病理期间		
无症状期		临床病		病后

图 3-4　三段五级概念图

资料来源：作者整理。

传统上，医学和健康科学对于健康的维护，着重于对“疾病”问题的诊察和治疗，忽视了预防的工作。虽然了解“预防胜于治疗”的观念，但在预防工作上仍相当薄弱，且缺乏完整、系统化的途径，来加强预防工作。直到以美国为代表的西方国家经历了第一次公共卫生革命，即由于特效药的发明和疫苗的诞生，能够有效控制以传染病形态为主的多项疾病后，有效的预防手段才算真正出现。但其形态仍以治疗医学为圭臬，采取的方式仍是打针、吃药及外科手术等，故只对某些传染病形态的疾病奏效，对于现代社会的许多新兴文明病、慢性病和生活习惯病，如心脏病、高血压、癌症、事故伤害，以及环境污染、毒物泛滥、生活压力、治安恶化等健康危险因子，就无法达到预防的效果。因此，应现代化社会的疾病转型，美国卫生部也于 1979 年提出了“第二次公共卫生革命”的口号，发布《健康人民》报告，以健康促进和疾病预防为主轴。在报告中，特别强调健康生活形态的重要性，包括：（1）不吸烟；（2）少饮酒；（3）合理膳食；（4）适量运动；（5）定期健康检查；（6）遵守交通规则。

这样的转变具有两个重要意义：首先，慢性病逐渐取代传染病或为主要的死因及影响健康的重要因素，故针对慢性病的特征进行健康管理，并强调预防观念的重要性，是三段五级理论发展的重要背景；其次，预防的手段不仅是打针、吃药及外科手术，而是必须结合生活形态的改变，因此，长时间的调理保养、营养补充、运动健身及生活习惯的养成才是健康行为能够成功的关键所在。三段五级理论并未提出许多高妙深奥的医学解释，却是关联于平时生活形态的养成，故此，社区居民对健康的认知和自觉就十分重要。

三段五级理论也将疾病的发展，视为一连续的过程，包括：易感时期，即疾病尚未发生，危险因子已存在；临床或症状前期，如高血压和动脉硬化；临床期，即真正发生疾病应治疗的时期；残障期，在疾病治疗之后，生活功能由于疾病关系受到减损，或是需要部分的辅助才能完成日常生活功能的阶段；死亡，生命末期的阶段，由衰退到生命终止阶段。随着疾病发展的历程，健康管理的策略也可排列组合，而有不同的强调重点。不同阶段的健康管理策略，可见于图 3-4。

三段五级预防理论的实施目标，在于消极面的疾病预防和积极面的健康促进。疾病预防尤指慢性病的预防、意外伤害的防治、职业病、妇幼卫生与新兴传染病的防治等；健康促进则是指将有针对性的健康公共政策落实于社区的公共政策之中。因此，采用三段五级预防理论进行社区健康项目管理，可以较好地结合社区群体的特征和需求，并发展出具有社区特色的健康管理模式。

最后，三段五级预防理论也符合 1986 年 WHO 发表的《渥太华宪章》，其认为健康促进的策略主要有三种：倡导（advocacy）、促使（enabling）与调合（mediating）。因为三段五级预防理论提出预防的倡导观念，促使社区民众重视并落实健康管理的策略，并能调和治疗医学和预防医学间的互补性，保持疾病治疗与健康生活间的平衡。故此，此理论也兼顾心理社会面和生活照顾面的考虑，相当适用于社区健康项目管理领域的应用。实务工作中，预防性工作的范畴相当广泛，包括个人习惯、家族病史、生活环境、意外预防、感染控制、社会经济条件等。而预防工作千头万绪，也必须因地制宜地按不同社区的情况，梳理不同预防工作的优先级。在考虑社区民众的特性和需要后，与相关利益关系人（stake-holders）和当地环境条件相配合，并以缜密的计划、评估、执行及考核等过程确保预防工作的落实。因此，三段五级预防理论在社区健康项目管理中的运用，不仅是医疗专业人员的工作，更牵涉健康管理师、公共卫生人员、区域地段护士，甚至社区意见领袖的参与，必须通过各类医疗健康管理相关专业人才间的共同协作，方能实施。由此可见，跨专业、跨部门的协调与合作将愈加频繁，且管理的角色也将随之愈受重视。下一节将针对此趋势，从管理科学理论的观点作进一步介绍。

第三节　管理科学理论

管理科学的发展从古典主义时期（19 世纪 80 年代—20 世纪 30 年代）到修正主义时期（20 世纪 30 年代—20 世纪 60 年代），乃至于现今整合理论时期（20 世纪 60 年代至今），在管理观念和技术上都有长足的进步。由于管理科学的演进，各领域的管理工作也随之而有多元的发展，同时，随着现代专业分工愈加精细，管理科学的应用也愈加广泛，管理所涉及的程度也愈加深入。除了传统“五管”(生产管理、营销管理、人力资源管理、研发管理与财务管理)领域外,尚有许多新兴领域也运用管理科学的专业,进而发展出新形态的管理模式,如智慧财产权管理、专利管理、医疗管理、照顾管理、时间管理等。健康管理即是以管理科学的方法,应用于健康领域中,尤其指借由健康促进和健康教育等途径,达到健康的目标。

在谈到社区健康项目管理的管理科学理论前,我们需要先回顾管理科学理论的发展阶段及重点内容。分述如下:

一、古典主义时期

科学管理的发展尚处萌芽阶段,着重于理论的建构与方法学的探索,此一阶段的管理科学主要探讨管理议题中权力的合理分配,组织结构的健全,工作方法的标准化以及行政管理程序的制度化,可以说是一种静态的管理观点。它是以“科学管理”(scientific management)为发端而形成的管理逻辑。科学管理之产生,则可远溯自 14—15 世纪之欧洲文艺复兴运动以及 17—18 世纪之理性主义(又称启蒙运动)。工业革命后,整个人类社会(特别是西方社会)因受其影响而发生了重大的变化,例如,社会制度及经济结构均受到很大的冲击。为了圆满解决这些管理问题,许多专家潜心研究,于是产生了对后世影响深远的“科学管理运动”。

古典主义时期著名的传统理论提出者包括管理技术学派的泰勒(Frederick Winslow Taylor)、行政管理学派的费尧(Henri Fayol)和官僚学派的韦伯(Max Weber)。科学管理本来只是针对工商企业界的问题提出解决的办法;后来被多国政府基于行政效率之追求而将其广泛应用于政府之行政管理上,进而产生了行政的革新。更随着不断的研究,扩及其他领域,逐渐形成了一门专业而独立的学问,此即古典主义的管理科学理论。

二、修正主义时期

随着管理科学的进步,传统理论虽对组织、制度及方法学上的管理具有解释力,但对人类行为本身的解释,仍有局限性。故修正主义时期主要系将传统理论加以修正,而强调行为科学的理论与方法,着重于人际的互动性、互赖性、心理动机与反应、行为法则的寻求以及人际关系的调整等,故可视之为动态的管理科学。

修正时期的管理科学的发展相当蓬勃,尤其是融入了行为科学的观点,产生了许多流派,一时间百家争鸣。例如,巴纳德(Chester I.Barnard)的动态平衡理论、西蒙(Herbert Simon)的理论决策理论(decision-making theory)、马斯洛(Abraham H.Maslow)的需求层次理论等。此外,尚有强调个人行为抉择的解释观点,应用于管理科学上分析人类行为“趋吉避凶”的理由,如麦格雷戈(Douglas McGregor)的 XY 理论(又称人性本善论)、赫茨伯格(Frederick Herzberg)的双因子理论(又称激励保健理论)等。

三、整合理论时期

生态的管理学以系统分析的理论与方法为立论主旨,着重于行政的整体性、开放性、反馈性、权变性以及生态环境的适应及社会文化的配合。虽然修正主义时期,大量采用行为科学的研究途径，将管理科学的研究推上高峰，且使管理科学更为系统化、科学化，然而，行为科学所侧重的研究对象是人，且仅以组织内部的人员为主，绝少涉及外在环境对人员的影响。行为科学家虽然致力于研究个人的行为，但是忽略了外在环境的因素（即未注意到组织与其环境的相互关系）。故此，整合理论时期兼采其优势，截长补短，将科学管理与行为科学的长处加以整合（integrate），此种新的方法被称为“系统途径”。此种方法尚在蓬勃发展之中，使管理科学的发展迈入另一个崭新的境界。

系统观点的崛起，实由下述两个因素所促成：第一，为了同时改进传统理论及行为科学缺失。第二，人类社会自20世纪后，便日趋复杂，且变动快速；人类的知识同样不仅扩展迅速，而且变得高度专业化（specialized）及分化（differentiated）。知识的发展到了一定时期便必须加以综合（synthesis）、调和（reconciliation）以及整合（integration），以便将这些分析的、发现事实的元素统一而变成更广泛的以及多面向的（broader, multidimensional）理论。主要代表理论包括社会系统理论、生态理论、权变理论等。

社区健康项目管理系针对社区居民群体的健康，运用管理的知能提供健康筛检、咨询、追踪与指导等一系列工作，来促进社区群体的健康。因此，健康管理运用管理科学流程式的系列方法，从医疗端到生活端，从健康检查到健康风险因素的管理，再到社区居民健康信息的监测、分析、评估、指导，提供一系列的服务，使群体健康获得保障且健康资源配置达到优化。事实上，在健康和医疗领域中，运用管理科学的知能和技术，首先发展的是个案管理（case management），其后进一步到疾病管理（disease management），最后才是健康管理（health management）。其不同阶段的差异比较，可见于表3-3。

表3-3　个案管理、疾病管理与健康管理的比较

	个案管理	疾病管理	健康管理
目标群体	针对医疗系统内的病患（个案）做管理	不仅关心在医疗系统内的病患（个案），更扩及医疗系统外罹患同一疾病的患者，以同样疾病类型作为管理目标	不仅关心疾病，更关心健康。不仅关心病患，更关心尚未罹病的高风险人群，针对其健康做管理
应用场域	医疗机构为主	医疗机构、社区环境	社区环境为主
管理概念	针对偏离值（差异个案）做管理	针对疾病的特性，做标准化管理	针对社区的特性做外部环境管理或权变管理
统计方法	极端值/乖离率分析	平均值、标准差、百分比	相对风险值、发生率、盛行率
案例说明	在医院术后感染而死亡的比率偏高，针对术后个案的清洁、感控和用药等做个案管理，并加强照护人员及病房环境卫生的清洁观念等	针对糖尿病患者，透过医疗机构的定期检查、糖化血色素的检验、糖尿病饮食卫教、体重控制、肾功能、眼底视网膜、运动、足部护理等，并结合病友团体和社区资源，协助患者管理糖尿病	针对酗酒（酒精成瘾）的问题，结合社区资源，办理健康讲座和提供支持性服务，提供矫治管道和以家庭为中心的福利服务，改善其处境，并促进其弱势地位改善或不良习惯的戒除，达到健康的目标

资料来源：作者整理。

第四节　全人健康管理理论

全人健康管理又称为全人整合性照护，秉持以人为中心之理念，提供全人照护服务，并根据个案的需求，规划持续性、整体性照护。实际面的执行，不仅透过健康管理师联结医疗专业团队，更进一步整合相关专业人员，如营养师、心理师、社工师、复健师等。运用各项资源建立共同照护模式，以提升社区居民的生活品质，迈向健康促进之目标。

全人健康管理理论基于两大核心基础，其一是跨专业团队间的合作，其二是医患之间的沟通合作。因为跨专业团队包含了多种职业、多领域间的专业人员，每一专业人员基于其专业观点的考虑，在健康管理的侧重上会有所不同。全人健康管理的理论，即需要跨专业间的相互合作，共同组成专业团队，给予个案全方位的协助和指导。因此，全人健康管理并非以特定某专业为中心或本位的思考，反而应以“个案为中心”，具有全人的思考，针对个案的动态需求，适时调整团队成员的角色分工，并由适合的专业人员作为团队整合者(coordinator)，目的在于使个案能获得最全面性的照护。再者，医患间的沟通合作也是全人健康管理理论的重点，在其他的健康管理模式中，有些着重于个人层面的生理面或心理面的影响，有些则重视环境或社区群体面的关系，然而，在全人健康管理的观点下，医患间的沟通合作才是最核心的点。虽然，这并不意味全人健康管理理论忽略个人面或群体面的重要性，但确实在以个案为中心的指导思想下，医患间透过良好且密切的互动，建立信任与持续性的关系，是全人健康管理中着重强调的原则。图3-5表明全人健康管理理论由医患关系的经营开始，逐步扩展至外环的互动关系。

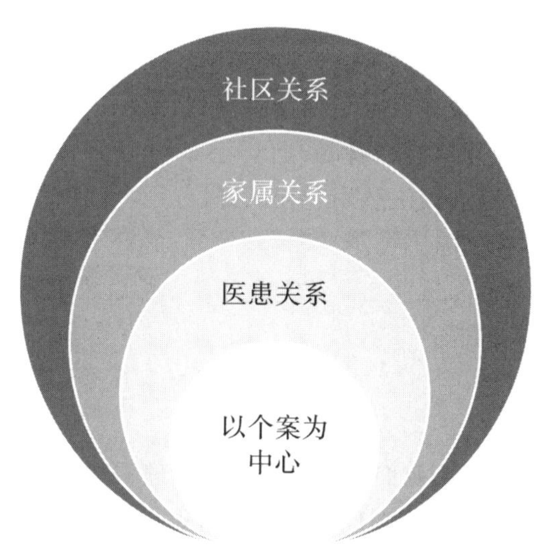

图3-5　全人健康管理的关系经营层次

资料来源：作者整理。

全人健康管理理论具有关系经营的层次性，也反映出中国传统儒家文化所推崇的“推己及人”理念，以同心圆的方式逐渐扩大健康管理的范畴，并以层次性的关系，建立起工作的优先级。在健康医疗资源精贵稀缺却又需惠及多数人时,在如何有效地平衡资源,并做好资源的配置以避免浪费或重复消耗的策略上,全人健康管理所提供的观念无疑是十分具有启发性意义的。同时,它也可以结合我国中医传统养生保健和“治未病”的理念,以预先部署的概念发挥预防医学的最大效益。故此,全人健康管理理论具有资源配置的优化效用,并能较好地结合我国中医相关医疗服务的健康管理模式。

不仅如此,全人健康管理理论也强调以“全人”为中心,围绕个案进行“全队、全家、全区、全程”的照护服务模式,如图 3-6 所示。全队是指跨专业团队,全家是指个案及其家属,全区则扩大范围至个案所居住的整个社区,全程则指个案由医疗期到复健期,至出院后的返家及社区生活的全过程,受到无缝式(seamless)、全程序(whole process)接轨的服务,以确保个案的健康。因此,在全人健康管理模式中,重视服务团队对个案服务的支持性、有效性、效率及符合成本效益的原则,不但有助于服务与相关单位间协调之逻辑性步骤与过程(Weil,Karls,1985),更能达到降低医疗成本,同时维持相当程度的医疗品质(郭凤霞、徐南丽,2002)的效果。

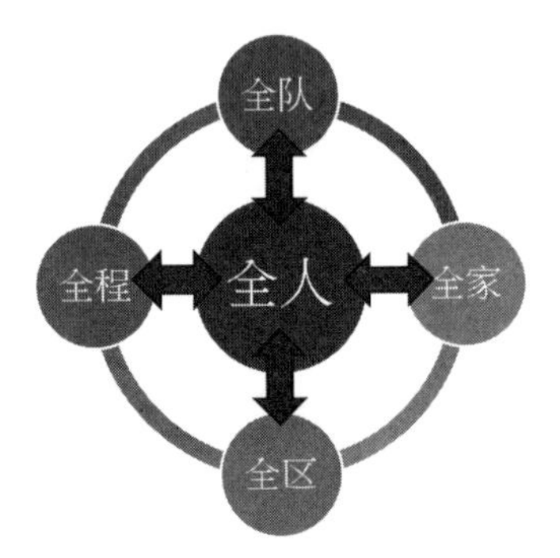

图 3-6　全人健康管理理论的架构图

资料来源:作者整理。

由此可知,全人健康管理理论不仅适用于个人层面的健康管理,而且符合群体层面的健康管理模式。全人健康管理理论运用于社区健康项目管理中,具有相当强的理论解释力及实务应用效果。

第五节　小　结

综合第二章和本章的内容,我们可了解到健康管理的理论不仅有微观(个人)层面,也有宏观(社群)层面的应用,同时,它们不仅是理论,更具有社区健康项目管理的实务指导意义及实用参考价值。不同的理论具有各自的发展背景及特殊的立论观点,然而,也没有一个理论能尽述社区健康项目管理的全貌。不仅如此,健康管理的理论迄今仍然持续在发展和进步中,在实务工作的检验中,继续累积其理论的厚度与深度。

在实务工作中,健康管理理论的指导具有解释的意义。对于医疗相关团队、社区健康管理师及个案、家属和所有的利益关系人(stakeholders)而言,运用相关的理论,在社区健康管理产业中可以找到自身的定位，并适切地与其他人相互配合，而有助于共同提升社区健康管理的服务品质与服务量。因此，虽然理论的学习略为枯燥，且理论的发展也仍在过程中，但健康管理专业的从业者绝不能忽视理论的重要性及其价值。相信在不久的将来，随着中国医疗健康事业的持续发展，我国必能在健康管理领域中，淬炼出更丰富、更具本土意义的理论工具，进而形成我国健康管理的知识架构和价值体系，使我国健康管理产业发展更上一层楼，并为世界各国健康管理专业化的推进做出贡献。

参考文献

郭凤霞，徐南丽，2002.护理成本控制[J].慈济护理，1(1)：40-45.

AJZEN I，1985.From intentions to actions：a theory of planned behavior[M]// KUHL J，BECKMANN J.Action control：from cognition to behavior.Berlin Heidelberg：Springer-Verlag.

AJZEN I，1991.The theory of planned behavior[J].Organizational behavior and human decision processes，50(2)：179-211.

BAYAT F，SHOJAEEZADEH D，BAIKPOUR M，et al.，2013.The effects of education based on extended health belief model in type 2 diabetic patients：a randomized controlled trial[J].Journal of diabetes and metabolic disorders，12(1)：45.

EVERS K E，PAIVA A L，JOHNSON J L，et al.，2012.Results of a transtheoretical model-based alcohol，tobacco and other drug intervention in middle schools[J].Addictive behaviors，37(9)：1009-1018.

GATCH C L，KENDZIERSKI D，1990.Predicting exercise intentions：the theory of planned behavior[J].Research quarterly for exercise and sport，61(1)：100-102.

GLANZ K，RIMER B K，VISWANATH K ，2002.Health behavior and health education：theory，research and practice[M].San Francisco：Wiley & Sons.

HORWATH C C，SCHEMBRE S M，MOTL R W，et al.，2013.Does the transtheoretical model of behavior change provide a useful basis for interventions to promote fruit and vegetable consumption? [J].American journal of health promotion，27(6)：351-357.

JAVAHERI T F，NIKPOUR S，HAJI KAZEMI E A，et al.，2014.The effect of education based on health belief model on health beliefs of women with urinary tract infection[J].International journal of community based nursing and midwifery，2(1)：2-11.

MCEACHAN R R C，CONNER M，TAYLOR N J，et al.，2011.Prospective prediction of health-related behaviours with the theory of planned behaviour：a meta-analysis[J].Health psychology review，5(2)：97-144.

PROCHASKA J O，DICLEMENTE C C，1983.Stages and processes of self-change of smoking：toward an integrative model of change[J].Journal of consulting and clinical psychology，51(3)：390-395.

PENDER N J，MURDAUGH C L， PARSONS M A， 2015.Health Promotion in Nursing Practice 7th edition[M].Boston：Pearson.

ROSENSTOCK I M，1990.The health belief model：explaining health behavior through expectancies[M]// GLANZ K，LEWIS FM，RIMERB.Health behavior and health education：theory，research，and practice.San Francisco：Jossey-Bass.

WEIL M， KARLS J M， 1985. Case management in human service practice[M]. San Francisco：Jossey-Bass.

第四章　维持健康为何需要项目管理

健康管理不仅是一门专业知识，更是每个人都必须了解并具备的基本观念。因为每个人都必须对自身的健康负责。若是推卸自身维持健康的责任，健康维持的成本将会转嫁于其家人，乃至整个社会，成为社会的负担，并影响个人生活、家庭幸福乃至国家的发展。因此，强大的国家是基于健康的家庭，而健康的家庭又关乎每一位家庭成员是否都能自觉且尽力地维持自身健康的状态。故此，医疗与健康政策成为世界各国普遍重视的公共政策，甚至是基本国策之一，而健康管理则如同一个国家的基础建设，是至关重要的工作。

做好大众的健康管理，是现代国家的基本职能之一。要采取怎样的制度设计，来达到健康管理的效果，则取决于各国不同的条件，如经济发展阶段、历史文化因素、医疗技术发展水平、政策重视程度等。其中，“项目管理”(project management)作为现代管理的先进技术，也被应用到医疗健康领域中，因而发展出健康项目管理，并逐步衍生出更多细分支，如个人健康项目管理、机构健康项目管理、社区健康项目管理等，无论是何种应用，其基本的原则皆是利用项目管理的知识和技能，并视服务对象的场域和需求做调整，以符合并满足其目标。因此，在本章中，我们要检视项目管理的应用，对健康管理的意义和价值所在为何？意即，维持和促进社区居民的健康，为何需要采用项目管理的方法？本章将探讨项目管理与健康管理为何需要融合运作。健康管理与项目管理相互融合，一方面是由于项目管理技术的逐渐成熟，能够符合健康管理的实务应用需求；另一方面，健康管理也需要具有实际操作价值的项目管理方法，才能使社区居民健康的维持和促进得以落实。故此，二者的结合就成为必然的发展，且二者间的交流仍在持续深化，能够不断产生新的知识和实务运用的经验。

第一节　项目管理介绍

项目管理是指一系列相关的活动设计(designed activities)，为产生项目成果(deliverables)，并且能在一段特定的时间(defined time)内，用一定的成本(cost)，达到具有一定品质(quality)的特定目标(defined goal)(Westland，2006)。虽然项目是经过一系列有计划的活动相互配合而完成的，但它常是以一次性的投入(One-off effort)为目标，为达到特定的目的，运用各种资源并加以整合。故一个良好的项目管理通常具有目标明确、计划期程明确、成本估算明确以及品质要求明确等特点。

在健康管理领域中，各社区之间具有差异性，社区内的居民特性也可能大不相同，此外，健康管理的需求及目标也会有所不同，而各社区能够结合并掌握的资源也大异其趣。故此，健康管理的进行若与项目管理相结合，将能以更科学化且系统化的方式达成社区居民的健康维持与健康促进目标。

世界卫生组织（WHO）指出，健康的概念是社会议题，而非仅是医疗的议题，且健康也是社会中所有部门共同的责任，包括政府、营利组织和家庭等。此外，健康也需要社区的共同参与来加以体现（WHO，1986）。因此，当我们谈到健康管理时，就必须考虑社区群众的需求，并透过社区健康促进的规划，运用项目管理的方法和技巧，达到社区健康项目管理的预期目标。

社区健康项目管理的目标，至少可以区分为三种层次（Rowe，1997；Kahn，1998），包括：基本层次——避免疾病健康促进；第二层次——认知身体各项功能；第三层次——生活承诺展现活力。这三个层次的要求也可对应于“生理”、“心理”和“社会”三方面的健康基本定义。随着不同的层次而提升，先从最基础的生理面的层次，进而提升到心理面，再到社会面的层次。图 4-1 显示三种层次的社区健康项目管理的目标和内涵说明。

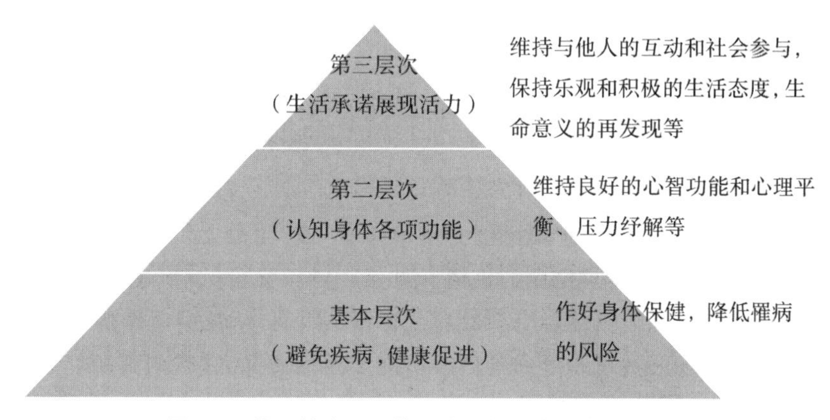

图 4-1　社区健康项目管理的目标层次和内涵说明

资料来源：作者整理。

运用项目管理推动社区健康管理至少具备下列数项优势，分述如下：

(1)社区健康管理是一项综合性科学的实践，强调科际整合，包括：自然科学、健康科学、行为科学等各领域以及相关知识的综合运用。跨域整合是项目管理技术的强项，可以在有限时间内，运用有限的资源（包含财务及人力等），透过项目管理的计划，找出最佳的优化方案，并达成项目管理的预期效果。因此，项目管理作为一种社区健康管理的方法和工作模式，有助于跨专业及科际的整合协调，共同提升社区居民的照护品质。

(2)项目管理适用于社区健康管理，因为项目管理十分重视系统化和科学化的步骤和流程。从项目起始（Initiation）、计划（Plan）、执行（Implementation）到结束（Close）都经过一系列完整的流程，并在每一阶段都有明确、具体可追踪考评的指标和措施。因此，项目管理的方法，对于充满复杂性、变化性，又需要高度规制性的健康产业而言，是十分适用的。因此，健康项目管理能够适恰地相互结合，成为一个新兴的领域。

(3)学界与业界对推动项目管理方法成功的要素已有充分的研究，并发展成为一套工作模式。项目管理不仅有理论，更有操作的方法，不仅具有学理上的基础，更有实务经验上的成绩。许多研究已证实项目管理具有十项关键的成功因素(critical success factors, CSF),包括项目任务(具有清楚的目的和方向)、管理高层的支持、项目计划详确、个案的参与、人力资源的管理、技术和与任务匹配的专业能力、个案的接受度、监管与反馈、沟通及困难排除(Andersen,et al.,2006;Hassan,et al.,2017;Osei-Kyei,Chan,2017)。因此,使用项目管理进行社区健康管理,将使社区居民的健康管理工作更到位,并达到预期的成功目标。

然而,项目管理运用于社区健康管理中,也有可能遭遇到下述的困境,即社区健康项目管理到底是一套方法的介入?抑或是仅追求建立一个管理社区居民健康的部门(Project Management Office,PMO)?并且,在社区健康推动的过程中,是否只是增加了项目管理工作人员的工作机会或服务量,却忽略了社区居民的实际健康状况的改善呢?诸如此类的疑惑,也可能困扰着健康管理师及社区健康促进团队的成员。为了消弭项目管理导入社区健康管理时所可能产生的负面影响及缺失,项目管理需要以品质、成本与时间作为管制因素,它们被称为项目管理的“铁三角”(Iron triangle)。下节我们将进一步说明,项目管理的三角架构,如何作为项目管理的平衡机制。

第二节　项目管理的“三角架构”:品质、成本、时间

在人们对健康管理的想象中,总认为“健康无价”或“生命无价”,甚至从哲学的角度来理解健康对人类生活的意义与生命的价值。诚然,“健康无价”、“生命无价”既是人类社会崇高的理想价值观,也是人类社会持守的底线标准;然而,从社会运作的现实和个人经验的总结,我们可以发现人类对于生命与健康所能赋予的意义,往往与其所能掌握的资源相关。马斯洛(Maslow)提出的需求阶层理论指出,人类需求从最基础的生理需求开始得到满足后,才能进一步考虑后续安全、爱与被爱、自尊以及自我实现等不同层级的需求满足,若是较低层次的需求无法满足,则奢谈更高层的需求满足。健康管理不仅与生理层次的需求有关,也与心理层次和社会层次的需求有关,因此,人们对健康管理的需求也会随经济物质条件的发展,而有更多的需求和更高的期待。

从这个角度而言,人们对健康管理的需求将是没有底线的,因此,需要投入的各项资源,也将是无限的。对于不同的人生周期发展阶段、不同背景、不同经济状况的人而言,健康管理的需求程度也有极大的差异存在。健康管理的方式与做法因人而异,不仅是在客观方面存在差异,在主观方面也同样有所不同。个人对健康的敏感度、对生活的态度及对自我健康负责任的能力也各有不同,这与个人的文化、教育、家庭养成等息息相关。因此,对于群体的健康管理,到底要到何种程度,才能称为适当的社区健康管理,就有许多不同的定义。

除了健康管理的概念言人人殊之外,从资源投入的观点而言,健康管理也可能是一个无底洞,它可以吸纳大量的资源而没有极限。因为人们对健康的企求和期望可以一再地扩张,对健康的投入也就随之增加,这显然是不合现实的。同时,这也是为何健康管理需要结合项目管理此一科学、理性的管理技术和方法,来调节有限的资源,使其发挥最大的

效益，以达到健康的理想目标。

项目管理作为有效的策略和方法推动健康管理，拥有鲜明的理性工具(rational instrument)角色。意即，在资源有限的前提之下，如何使各项资源能够妥善地相互联结、整合，以发挥最大的效用，达到项目计划的目标，即为项目管理所强调的重点，这也是健康管理运用项目管理的强项所在。项目管理的"三角架构"或称"铁三角"，包括成本、时间和品质/成果表现，即是项目管理模式中的基本三要素(见图4-2)。所有透过项目管理执行的计划或方案，都必须满足此三要素，且在此三要素中取得平衡，才能使项目管理顺利进行并完成。分述如下：

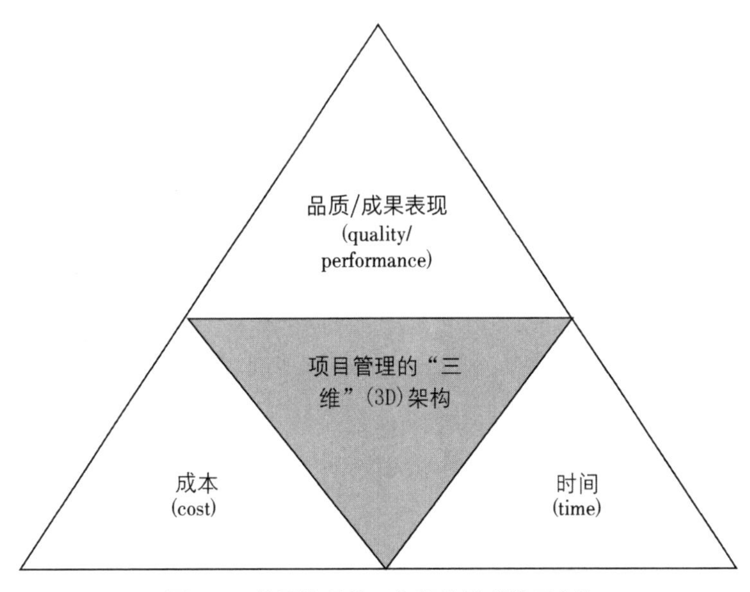

图 4-2　项目管理的三角架构图/"铁三角"

资料来源：整理自 Atkinson, 1999; Westerveld, 2003。

一、成本

成本主要指财务的花费，但不仅限于以金钱衡量的成本。其他如：机会成本(opportunity cost)、外部成本(external cost)、隐藏成本(implicit cost)、沉没成本(sunk cost)和社会成本(social cost)等。在任何的项目管理中，需要考虑成本的因素，因为所有的花费都是有限度的，不可能有无限的资源可供任意挥霍。故此，在有限成本的限制和估算下，如何充分运用各项资源，就成为项目管理能否成功的关键所在。总之，在项目管理执行的过程中，各项资源的运用都有其成本，做好成本的估算与平衡，才能满足项目管理对成本的要求。

二、时间

时间是最稀缺的资源，也是最公平的资源。无论是短期、中期或长期计划，每小时都是由60分钟所组成，而每天有24小时，即有1,440分钟，这是固定的。无论多么宏伟的项目，或仅是小型的计划，在时间面前都是公平的，同样都需要有对时间的管理和时数的安排,来完成每一步骤。然而,在实务工作中,时间往往也是最稀缺、最宝贵的资源,因为它稍纵即逝,也不具有储存性或交易性。因此,作为项目管理者只能善加利用它,一旦错过了预定计划的时间或时机不再时,就将错失机会,或必须重新修正计划,或再次安排新的时间点。因此,在项目管理中,时间的限制也是影响项目成败的关键要素。

三、品质/成果表现

品质包括执行过程中的细节和执行成果的综合效果呈现。因此,品质与成果表现常是被放在一起作为项目管理的三项要素之一。项目管理的成果表现如何,即与品质的呈现结果有关,然而,品质并非主观的认定因素,而是有一系列的管理措施,可以提升并精进的。关于品质的呈现,David Garvin(1988)认为品质观念可以划分为四个阶段,由早期的品质检验(Quality Inspection)、品质管制(Statistical Quality Control,SPC)、品质保证(Quality Assurance),乃至后来的全面品质管理(Total Quality Management,TQM)。近年来,由于品质管理观念的进步,主流观点认为品质不仅是透过检验、制造,或是设计与管理出来的,更是由企业文化塑造而来的,品质是从训练到个人态度产生改变,再到个人行为改变的过程,最后,引起团体行为的改变,所产生出来的"品质文化"(Quality Culture)。由此可见,项目管理对品质的追求也是日新月异、不断进步的。在考虑成本与时间的同时,又能不断精进成果表现和品质,这才是项目管理所追求的目标。

第三节　项目管理的流程

项目管理是通过科学化、系统化的方法,确保健康管理目标的达成。故此,它具有标准化的管理流程,包括准备、计划、执行、控制、结束等五个阶段。有些学者将控制视为执行过程中的一部分,故主张项目管理有四个阶段,即准备、计划、执行与控制(Kloppenborg,2009)。但无论区分为几个阶段,项目管理都被视为以一套周期性的循环方式并加以运作。意即,上述的各个阶段并非直线式的进程(simple linear process),而是会以循环两次或多次的方式,滚动式地推进计划、执行、评估等过程。因此,项目管理在推动的过程中,也会从前一阶段的循环中汲取经验和教训,作为下一次循环推动时的参考,因此,项目管理者在操作项目管理的同时,也参与"反馈式学习"(reflective learning)的过程。

项目管理的滚动式修正流程,运用在许多不同的领域中,例如,在信息系统或是软件开发相关的项目管理中,此套发展的循环即称为"系统发展生命周期"(System development life cycle,SDLC),如图 4-3 所示。尽管 SDLC 并非专指特定的方法,但它代表了一种项目管理的思维,意指依照前一阶段的经验,透过不断地循环修正,逐步达到项目目标的一个过程。因此,项目管理的周期循环流程管理,与项目管理的标的产品或服务计划本身如何设定,有密切的关系。

由于项目管理具有科学化及系统化的流程,且以滚动式的循环不断精进其管理效能,许多学者也为项目管理到底是一种"方法"(method),抑或是一种"工具"(tool)而争论不

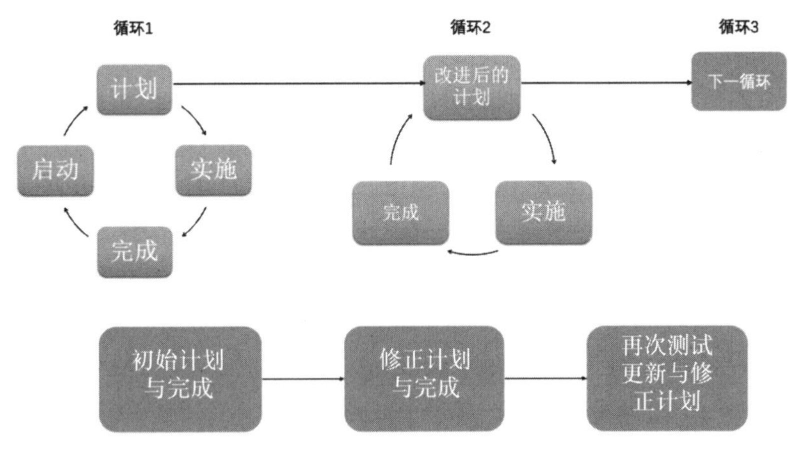

图 4-3　项目管理多阶段的生命周期循环

资料来源：整理自 Dwyer，et al，2019.

体。项目管理作为一种方法，它是一种实施的操作及一系列的活动安排；但作为一种工具，它具有一套机制或运用的规范来达到其预计的效果。然而，真正的项目管理，尤其是将项目管理应用于健康管理的领域时，必须兼顾两种的观点，才能够使我们更全面而平衡地看待项目管理的功能。一方面来说，项目管理具有相关的技巧及对应的工具，可以运用在前述不同的阶段中，并在滚动循环中做调整和修正，如甘特图（Gantt chart）就是一种有力的工具，可应用于项目时程上的计划安排，或是在执行和监控阶段，作为检视项目推动进度的考核工具。另一方面来说，项目管理确实也是一种方法，它可以将许多现象事实（facts）或针对我们观察到的现况所产生出来的想法（ideas），进一步具体落实成可操作的议题（statements），并可将想法转化为具体的目标，透过一系列方法的运用，逐步加以达成。因此，有关社区居民健康的许多现象，如肥胖、慢性病控制、营养膳食、运动计划等，若能运用项目管理的方法，确实能够有效地改善社区居民的健康状况，这是一个十分明确且有效的公共管理策略。

透过项目管理的循环流程，项目管理者也可以逐步地完成社区健康管理的诸项工作内容，如表 4-1 所示。

表 4-1　社区健康管理运用项目管理流程的各项工作

社区健康项目管理循环阶段	工作内容
准备（initiation）阶段	理性分析、社区需求分析、主要利益关系人咨询、文献搜集和分析探讨、行动研究
计划（plan）阶段	发展计划、设定目的、决定目标与策略、定义工作的操作定义、安排时程、规划资源、决定各项工作的主负责者及项目执行成果的考核指标
执行（implement）阶段	雇用员工、训练人员、募集装备、准备物资、组织与工作任务小组安排、会议讨论并开展项目活动

续表

社区健康项目管理循环阶段	工作内容
结束(close)阶段	评估并反思、决定项目持续特定的活动、项目结束后的人员调度或安排、组织及任务小组的解散、告别社区居民、承诺及服务形式的调整、后续效应及永续性

资料来源:作者整理。

事实上,在社区健康项目管理中,通过项目管理推动上述不同阶段的工作,已有完整架构的流程可依循。执行细节上,仍有关于社区健康项目管理所必须注意并强调的重点,分别针对社区健康项目管理工作本身、工作成员及服务对象(社区居民)。分述如下:

一、项目管理运作过程中的文件管理

文件(documents)可能是会议记录,可能是社区居民健康评估表,也可能仅是一份公文,或是有关财务经费的收据。举凡在推动社区健康项目过程中所涉及的各项活动,都可能产生许多不同的文件,做好适当的文件管理,将有助于项目流程各个阶段的纪录,也有助于未来检视、评估并反思项目成功与否的发展轨迹。

在相关的文件中,最主要的是社区健康项目的文档,即社区居民的健康管理档案。社区健康项目管理者应根据项目的规模及活动性质,建立参与项目成员的健康管理体系文件,可结合项目的实际情况,确定体系中应包括的主要文件,如安全健康方针和目标、家庭状况调查表、社区居民的健康检查表等。此外,为实施健康管理体系所确定的关键岗位与职责的相关文件,也需要同步做好规划,如重大职业安全健康危害、重大危险清单以及相应预防和控制措施等。

二、能力养成和培训工作

社区健康项目管理不仅需要文件的规划、保管和纪录,更需要有项目成员实际的执行,避免沦于“纸上谈兵”的困境。然而,社区健康项目管理团队中涉及专业、半专业与非专业人员,且项目工作团队成员彼此也需要磨合并形成团队合力,则需要做好能力养成的训练及培训工作。能力养成与培训工作不仅是针对项目管理团队成员,也包括尚未进入团队的潜在成员,或是将与团队成员相互合作的伙伴,其重点在于提高项目管理团队的工作效率,并能逐渐形成团队工作的战斗力,进而扩大影响社区健康项目管理的效果。

通过培训而产生足以胜任工作的能力,是教育训练的基本目标。为确保各级各类人员能顺利地完成工作,贯彻“安全第一、预防为主”的方针,使项目成员树立“以人为本”的管理理念,确保他们能够意识到自身作业环境中存在的危险和可能遭受的伤害,使其具备承担任务的能力。故此,从入职前的培训开始,管理者应对各岗位人员进行认真选拔,对其技能和能力进行评估,确认其工作技能和安全意识,并逐步随工作任务的变化和项目发展阶段做培训的调整。

能力养成和培训,可分为入职前的产学合作培训、职后的环境及工作任务培训及在职的继续教育训练,其不同的功能与训练重点,可见于表 4-2。

表 4-2　不同阶段的能力养成和培训工作

阶段	培训工作	能力养成方式
入职前	产学合作培训	订单式人才、教产结合交流、产业学程、工作岗位对接人才养成、实训基地建设、实习见习规划等
到职后	环境适应及工作任务培训	环境导览、试用期辅导、导师制度、学长姐(前辈)指导、小组会议、小队共识营等
在职中	继续教育训练	技能提升训练、职场压力管理、顾客关系经营、团队工作绩效提升、个人职涯规划、升迁发展培训等

资料来源:作者整理。

在社区健康项目管理中的培训内容,也应包括项目实施的特点和在实施中可能存在的风险及危害,例如,一旦发生事故,自救和救护服务对象的设备、手段和方法,皆是健康项目团队所有成员应熟悉的内容。通过培训至少应使项目成员了解可能存在的危害,如职业伤害、危机处理、社区成员紧急救护等潜在风险,并做好应激的各项准备工作。

三、项目管理服务对象(社区居民)的心理沟通

在社区健康项目管理的服务过程中,需要与服务对象(社区居民)做大量的接触和沟通,其中,心理层面的需求和满足,皆需要通过良好且正向的沟通工作来逐步达成。即使项目管理要求以系统化、科学化的方式介入健康管理的过程,沟通的方式和手段也需要更为柔软而细致,使项目管理团队与社区居民相互建立信任感与良好的互动关系,才能使社区健康项目管理事半功倍。

不仅如此,由于健康并非仅是生理上的数值呈现,根据世界卫生组织的标准,健康是身体上、精神上和社会适应上的完好状态,而不仅仅是没有疾病和虚弱。许多"文明病"——现代人普遍存在由于长期受精神紧张、压力过大、反复的心理刺激及复杂的恶劣情绪影响而形成的心理疲劳;若得不到及时疏导化解,久而久之会在心理上造成心理障碍、心理失控甚至心理危机,在精神上造成精神萎靡、精神恍惚甚至精神失常,引发多种身心疾患,积累到一定程度就会导致处于亚健康状态。因此,心理沟通和疏导也是健康管理的一部分,可针对社区居民的亚健康状态加以缓解。根据 2017 年中国城镇居民心理健康状况调查结果表明,73.6%的人处于心理亚健康状态,存在不同程度心理问题的人有16.1%,而心理健康的人为 10.3%(中国城镇居民心理健康白皮书,2018)。通过此调研报告的发现,不仅对中国城镇居民的心理健康大数据进行了分析,更探讨了亚健康和慢病人群的心理健康特点,此发现也间接印证了心理因素是导致亚健康状态及慢病发生的重要风险因子,说明生理与心理是相互影响作用的。

因此,及时的心理沟通就显得格外重要。心理沟通能够有效地排解项目成员的压力,除利用网络这个有效的沟通工具外,管理层还应该注重创造机会做面对面的沟通,及时了解项目成员的困难、问题和心理动向。这对于保证项目的按时完工是非常必要的,能够起到不可估量的效果。

第四节　项目管理应用于健康产业

健康管理不仅是一套方法，更是一套完善、周密的程序。因此，通过项目管理应用于健康产业，尤其是在社区健康项目管理中，至少可以协助社区居民达到下列四项目的，如图 4-4 所示。即一学，学会一套自我管理和日常保健的方法；二改，改变不合理的饮食习惯和不良的生活方式；三减，减少用药量、住院率、医疗费；四降，降血脂、降血糖、降血压、降体重，即降低慢性病风险因素。

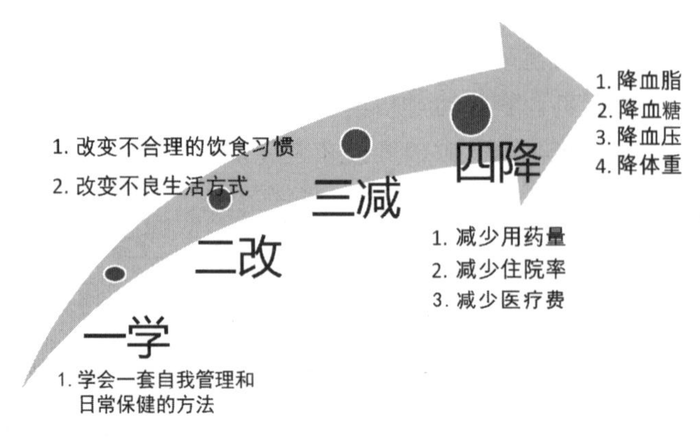

图 4-4　项目管理应用于健康产业的四大目标

资料来源：作者整理。

项目管理运用于社区健康管理中，主要是侦知健康危险因素（health risk），并针对这些健康风险作管控，以达到预防疾病，促进健康的效果。通过项目管理，可以协助社区居民了解自身的健康状况，判断患病倾向，并由医生及相关专业人士向提供健康生活处方及行动计划。不仅如此，因为项目管理有周期循环，滚动式修正的计划，可达到长期追踪健康变化的效果。社区健康项目管理可长期（终生）跟踪社区居民的健康，最大限度降低重大疾病发生的概率。同时，及时指导就医，降低个人医疗花费，提高社区居民的保健效率，最终达到提高个人生命品质的目的。

所谓"健康危险因素"（health risk），是指能使疾病或死亡发生的可能性增加，或者是能使健康不良后果发生概率增加的因素。而健康危险因素依据其性质，主要可区分为环境因素、生物遗传因素、医疗卫生服务因素、行为生活方式因素等。分述如下：

一、环境因素

环境因素又可分为自然环境危险因素和社会环境危险因素。

（一）自然环境危险因素

自然环境危险因素主要指社区居住环境中，与自然生态相关的危险因素，也可能指破坏原本自然环境后，所产生对社区居民日常生活造成的威胁等。其中包括生物性危险因素（如细菌、真菌、病毒、寄生虫等）、物理性危险因素（如噪声、振动、电离辐射等）、化学性危险因素(如毒物、农药、废气、污水等)。这些物理或化学因素所造成对自然环境的危害,即成为社区居民生活中潜在的风险,因此称为自然环境危险因素。

(二)社会环境危险因素

社会环境危险因素主要指社区居民所身处的社会环境,其中可能对居民健康产生危害的风险,包括政治、经济收入、文化教育、就业、居住条件、家庭关系、心理刺激、工作紧张程度以及各类生活事件等。社会环境的危险因素常是隐而不显,不知不觉地产生,而其对社区居民健康的危害可能要经过较长的时间后,才能为人们所觉察,但由于历时较久,且造成影响的变量甚多,故社会环境的危险因素常被忽略或低估。社区健康项目管理的评估人员必须通过仔细的审视及长期经验的积累,才能够有对社会环境风险的敏感度及辨识力。

二、行为生活方式因素

行为方式因素是指由于自身行为生活方式而产生的健康危险因素,称为自创性危险因素。行为生活方式与常见的慢性病或社会病密切相关。不良的行为生活方式有:吸烟、酗酒、熬夜、毒物滥用、不合理饮食、缺乏锻炼、不合理驾驶等。社区健康项目管理的优势即在于针对社区居民的需要和偏差行为、生活模式作出调整的具体策略,并能使个人的行为生活能力得到良好的提升,利用生活行为的评估指标或良好的项目计划,确保行为生活方式中对社区健康影响的风险因子能被加以管控。

三、生物遗传因素

事实上,除了环境外部的风险因素,以及个人生活习惯的风险之外,个体生物遗传的风险因素也不可忽略。所谓生物遗传风险因素即人体自身,基于遗传或个人体质之故,所产生对个体健康的危害,造成直接与遗传有关的疾病发生,或是造成遗传与其他危险因素(如年龄、性别、种族、疾病遗传史、身高、体重等)共同作用的疾病发生。生物遗传因素常是社区健康管理中重要的风险考虑因素,因为许多慢性病皆有遗传性或家族性的发病特征,故此,在社区健康项目管理中,个人疾病史和家族病史的访谈或资料搜集,甚至家庭访视和家庭调查等工作,都是及早发现健康危险因素的有力工作途径。

四、医疗卫生服务因素

针对健康医疗产业或是医疗卫生服务而言,医疗卫生服务本身的情况也可能是社区居民健康危险因素之一。所谓医疗卫生服务因素,是指医疗卫生服务系统中存在的各种不利于保护和增进健康的因素,包括医疗品质低、误诊漏诊、院内交叉感染、医疗制度不完善等。因此,缺乏充足且优质的医疗卫生服务,或是医疗卫生服务的发展跟不上社区居民对健康的期待和需求时,医疗卫生服务也可能成为健康危险因素之一。

由此可见,所有的健康危险因素无法完全消除,就理论上而言,我们只能尽可能地了解各项健康危险因素,并降低其发生的风险程度。因为健康危险因素的特点是:潜伏期长、联合作用、特异性弱及广泛存在。无论是从学理上或实务上而言,虽然不可能将健康危险因素消除尽净,但只要能将健康危险因素降低到一定的程度之下,则基本上可避免危害健康的疾病发生,并被视为健康且无害的。

同理,健康风险干预和控制的方法,也需要与日常生活习惯相互结合,方能奏效。一般而言,最主要的健康风险干预和控制方法包括:(1)均衡营养、合理膳食;(2)戒烟限酒;(3)坚持运动习惯;(4)劳逸结合,学会自我放松,保持良好心态。这些干预和控制方法看似稀松平常,却蕴含了日常生活习惯的诸多方面,如饮食、运动、睡眠及工作等。因此,欲减缓健康危险因素对社区居民健康的危害,则必须从生活做起。同时,配合健康管理师的指导与项目管理系列服务,将可有效降低健康风险的危害。

健康管理师在进行社区健康项目管理的服务时,常会采用项目管理的方法,将健康服务分阶段、分步骤推动,并以系统循环的观点,持续优化社区健康的服务。一般健康管理师在社区健康服务的阶段,可分为检查、评估、对策、验证四步骤进行。如图4-5所示。分述如下:

(一)检查

针对社区居民的特性,考虑个别化的差异性,规划专属合适的健检项目。若在其他医疗机构体检者,亦可携带已检测数据前来参考或登录。由社区健康管理师做初步的筛查,了解社区居民普遍的健康概况,并以检查结果为基础,拟定后续服务的计划。

(二)评估

健康管理师通过专业医疗团队的检查结果,可针对社区高风险群体,评估个人健康状态,并依据不同社区居民的特性,如老人、婴幼儿、孕产妇、高工作压力者等,评估其需求,并打造更加完善的管理计划,借以推动后续健康管理。

(三)对策

健康管理师在此阶段会依据前述调查及评估的结果,规划健康促进与维持的对策,作为执行计划的依据,并以阶段性、渐进式的策略有条不紊地执行改善方案,包含在饮食、运动、医疗、休闲娱乐等层面,透过执行对策达成健康管理的预期目标。

(四)验证

健康管理师在执行项目的最后阶段,进入结束期时,需要针对项目原本预期的结果和实际健康管理成果间作比较与考核,此即社区健康项目管理的成果验证。透过回顾并检视整个社区健康照护计划执行的期间,各项任务活动以科学检测方式进行指标的检视和监控,确认是否能达到预期的目标,并了解与预期目标之间的差距原因,作为下一阶段项目管理修正方案的调整依据。

检查
Step 1
评估
Step 2
验证
Step 4
对策
Step 3

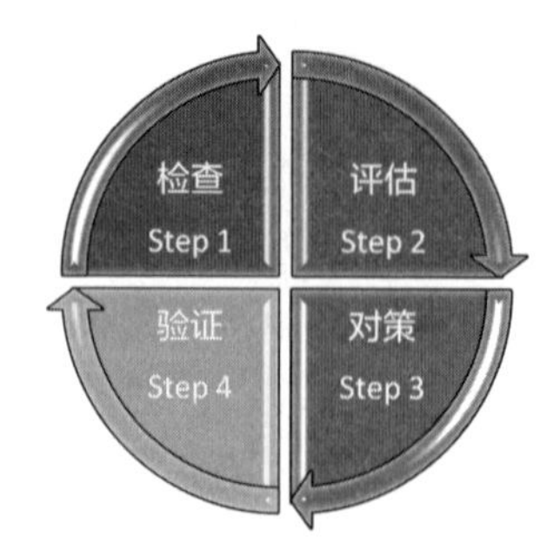

图4-5 社区健康项目管理的服务流程

资料来源:作者整理。

第五节 小 结

社区健康项目管理作为一个新兴专业，介于健康照护与管理策略之间。现代社会中，社区居民对健康愈来愈重视，对健康危险因素的探讨、评估、干预与预防等也有同等期待，故此，社区居民的健康维持与促进，需要透过项目管理的知识和方法加以达成。

通过项目管理的方法维持并促进社区居民的健康，可达到在品质、时间及成本等各个方面上的平衡，使社区健康管理更容易推动。而项目管理的流程，包含了准备、计划、执行、控制、结束五个阶段，又有助于社区健康管理以系统性、计划性、科学化的方式，确保并达到预期的健康管理目标。进一步而言，运用项目管理方法于健康产业上，还能逐步推动“一学、二改、三减、四降”的效果，为社区居民的健康管理把关。这些工作不仅体现出项目管理运用于社区健康管理的重要性，更突显了社区健康管理师角色和任务的关键性。通过社区健康管理师的系列化工作流程，检视社区居民的“健康危险因素”，并以检查、评估、执行对策和考核验证等项目管理方法，确保社区居民的健康，应是未来我国推动大健康产业，并达到“2030 健康中国”政策目标的重要一步。在此，我们就能理解，为何推动社区健康管理需要运用项目管理的知识和方法；同时，健康管理与项目管理也可以很适恰地在社区的情境下，共同为推进居民的健康而相互整合、融合在一起，故称为社区健康项目管理。

参考文献

中国城镇居民心理健康白皮书，2018.(2018-05-02)[2021-08-07]. http://www.china.com.cn/txt/2018-05/02/content_51084474.htm.

ANDERSEN E S, BIRCHALL D, JESSEN S A, et al., 2006. Exploring project success [J]. Baltic journal of management, 1(2): 127-147.

ATKINSON R, 1999. Project management: cost, time and quality, two best guesses and a phenomenon, it's time to accept other success criteria[J]. International journal of project management, 17(6): 337-342.

DWYER J, LIANG Z, THIESSEN V, 2019. Project management in health and community services: getting good ideas to work[M]. 3rd ed. Sydney: Allen & Unwin.

GARVIN D A, 1988. Managing quality: The strategic and competitive edge[M]. Simon and Schuster.

HASSAN M M, BASHIR S, ABBAS S M, 2017. The impact of project managers, personality on project success in NGOs: the mediating role of transformational leadership[J]. Project management journal, 48(2): 74-87.

KLOPPENBORG T J, 2009. Contemporary project management: organize, plan, perform[M]. Mason, OH: South-Western Cengage Learning.

OSEI-KYEI, CHAN A P C, 2017. Comparative analysis of the success criteria for public-private partnership projects in Ghana and Hong Kong[J]. Project management journal, 48(4): 80-92.

WESTERVELD E, 2003. The project excellence model: linking success criteria and critical success factors[J].International journal of project management,21(6):411-418.

WESTLAND J,2006.The project management life cycle:a complete step-by step methodology for initiating,planning,executing and closing a project successfully[M].London:Kogan Page.

第五章　社区健康项目管理的准备

从本章开始，我们从社区健康项目管理的四步骤，准备、计划、执行和结束阶段，依序展开做介绍和说明。社区健康项目管理的准备阶段，包括如何选择适当的社区健康项目，意即作为社区健康管理师，当我们发现社区居民的需求后，如何将他们的健康评估结果，转化为适当的健康服务方案，是社区健康项目管理能否推动的重要挑战所在。

从实务经验来看，某社区65岁以上的居民，普遍有饮食偏油且重咸的现象，作为健康管理师，虽具有健康饮食的概念，也了解重油重咸对健康所可能造成的风险，重油重咸是造成许多慢性病如高血压、糖尿病等的潜在危险因子。然而，如何透过项目计划与执行等后续手段，来实际改善社区居民的饮食习惯？如何借由系统化、科学化的项目管理方法，来落实社区健康管理的工作？这不但需要扎实的社区健康项目管理准备工作，也需要健康管理师运用敏锐的观察及创意的巧思，才能将好的点子(ideas)转化为实际可行且有效的项目方案。本章将着重介绍在社区健康项目管理的推动过程中，准备阶段的工作内容，以及如何做好准备阶段的工作。

第一节　如何选择适当的社区健康项目

俗语云："好的开始为成功的一半。"又有智者云："凡事预则立，不预则废。"这告诉我们事情要成功，必须要有好的开始；而好的开始又与我们的事前准备工作密切相关。因此，社区健康项目管理欲将社区健康管理工作做好并达到预期的效果，必须有充分的准备。社区健康项目管理的准备工作，即为项目管理周期循环的"起始阶段"(initiation stage)，而起始的第一步，社区健康管理师即需思考，如何选择适当的社区健康项目，作为社区健康管理的重点目标。

一个社区健康管理项目，常源自组织或团队的需求，例如，政府为了解决社区的健康问题，或因应社区健康的潜在风险，而让社区健康管理师等专业团队进入社区，并与社区相关利益关系人(stakeholders)相互合作，串联并分享资源，以共同达到健康管理的目标。然而，仅仅依靠"为社区居民的健康把关"，或"为促进社区居民的健康"等崇高的理想和热忱，显然还不足以确保社区健康项目管理的顺利推动和执行。确实，社区健康管理师及专业团队在启动阶段所需要面对的第一个挑战，即为如何将"好点子"转换为"好主意"。许多时候，尤其在社区工作的领域中，健康管理者虽然可能有"好点子"，却因缺乏适当转化的媒介，或是缺少相关的技巧与步骤，以致落实后竟成了"馊主意"。因此，项目管理在启动阶段的方法能够提供给我们明确的指引和遵循的依据，使我们避免"好心办坏事"的窘境。

为了促进社区居民的健康，社区健康管理师有好的点子(good ideas)还不够，还必须具备将好点子转化为健康项目管理计划的能力。因此，就必须依次考虑项目的目的(goal)，为了达成方案目的而订定明确、可衡量的具体目标(objectives/purposes)，要能说明这项目系为解决何种现实问题(problem statement)，并预估透过此项目的执行结果，能为社区居民的健康带来哪些益处(benefits)。表 5-1 即为运用健康项目管理的架构之例，将某社区居民所面临的健康管理议题，呈现出其定义和实务上的运用。

表 5-1　项目管理的目的、目标、问题界定、因应策略及益处表

	定义	实务运用范例
问题现状	针对社区居民健康的现况或是潜在的健康风险因素作观察、叙述和分析	发现社区中老年人的跌倒发生率及因跌倒而致死的概率偏高
项目目的	设定项目执行后欲达到的最终设定结果，能够提升社区居民的健康，或是降低其健康风险因素	设定项目目的为降低社区老人跌倒的发生率及致死率
具体目标	将项目目的具体化、细致化并以操作化的方式，条列成具体的执行项目，分阶段或有次序性地完成之	1.针对高风险族群作平衡感训练，并提升其下肢肌力，增加达 20% 2.透过无障碍空间改造，降低跌倒发生率，减少 50% 3.降低每年因跌倒所引起的医疗花费，减少达 200 万元
方法/策略	针对项目管理的具体目标，设定执行的方法及达到的方式，并以策略性、渐进式的执行方式加以逐步推动	1.引进跌倒风险评估测量指标，评估并筛选出社区高风险群体 2.提供平衡训练与下肢肌力的检测和健康讲座 3.装设跌倒监测系统及改善社区硬件环境空间，增设防跌倒装置，如护栏、把手等
益处/效益	评估项目管理执行后的影响，对社区居民健康所造成的正向改变或是缓解、改善了威胁社区居民健康的潜在因素，必须回应项目的预期目标和目的	1.对照项目的目标，是否提升了居民的平衡感和下肢肌力 2.完成无障碍环境空间的改造，是否达到减少跌倒的发生率的预期目标 3.确认跌倒的医疗资源耗用是否如预期般减少

资料来源：作者整理。

将项目管理的方法融入社区健康管理中，使社区健康管理的准备工作更具章法。当我们已有明确的社区健康议题时，即可依照上述的架构着手加以准备。然而，在社区中的居民所面临的健康风险往往不只一端，如吸烟、酗酒成瘾问题、缺乏正确的饮食观念等；还可能是同时并存多个健康风险，如吸烟加上酗酒、酗酒加上肥胖等。同时，社区中需要进行健康管理的议题也可能十分多元，如老人需要管控血压，孕产妇需要控制体重和血糖，而青少年则需要关心其心理发展变化及课业压力、人际关系等，这些不同的需求不一而足。因此，对社区健康管理师而言更进一步的挑战在于，我们如何能够得知并设定社区的健康项目议题呢？

设定社区健康项目的议题，包括了目的(goal)、范围(scope)及策略(strategies)三部分。针对社区居民健康的现实问题(problem statement)，社区健康项目管理除了设定项目的目的，以聚焦于问题的解决外，更需要划定项目执行的界限，此即“范围”的重要性。

策略则是指社区健康管理团队，将如何在项目范围内，达到项目的目的和目标（Eagar，et al.，2001）。刚开始时，项目的范围设定可能会较宽广，但在逐步厘清问题的核心及欲解决的重点后，项目的界限就可以逐步被范定得愈加清晰，而策略也可以愈加明确。策略就是项目管理中，经过计划与设计的行动，用以达成特定的目标，并有助于达到最终目的的手段。每一项策略，又都由数项活动任务所构成，因此，好的策略最好立基于实务，且有相关佐证强调特定活动的有效性；实施上也需考虑现实的资源和时机，是否具有可行性和可负担性；更重要的是，策略也必须能被利益关系人所接受，且符合组织文化及规范，包括政府的政策和法律的规定等。因此，在推动较大型的社区健康项目时，通常会进行“可行性分析”（feasibility studies）、概念验证（proof of concept，POC）和先导计划/试点研究（pilot studies）等，以确保项目管理的策略是具体、可行且有效用的。

第二节　问题意识与参与式途径

在社区健康项目管理的准备阶段，除了设定目的和目标，具有执行的范畴和策略外，问题意识才是项目管理中最核心的部分。社区健康管理师在推动项目管理时，若只是“照章办事”，或是不假思考地努力执行工作，虽有苦劳，但往往可能陷于“见树不见林”的困境，甚或是偏离了原本项目的目的而不自知。如何使项目的执行结果，紧紧回扣项目原定的目标，并达到预期的目的，则需社区健康管理师有清晰的“问题意识”，即对问题的本质（nature of problem）或是问题的呈现（appearance of the problem）有一套清晰明确的看法。因此，问题意识能成为我们执行社区健康项目管理整个庞杂计划时的定海神针，时刻指引并校正我们前行的方向。

问题意识的来源需要经过反复不断的观察、聆听、思索和验证。它并非表象的简单问题，或是可以轻易获得的概念。问题意识的形成是通过健康管理师专业的分析，探究造成社区居民健康风险因素的原因及潜在因素而得。针对这个问题，再进一步思考可能的根除或缓解之道。欲获得清晰的问题意识，学者指出我们可以借由“参与式的途径”（participatory approaches）来获得（Dwyer，et al.，2019）。所谓参与式的途径，如图 5-1，至少包含下面几方面的参与：

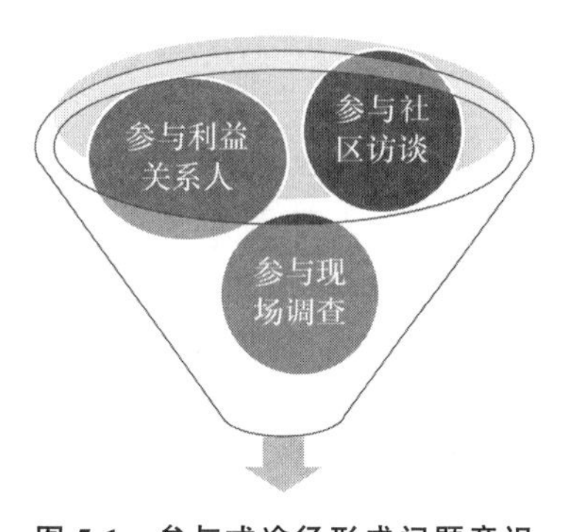

图 5-1　参与式途径形成问题意识

一、健康管理团队参与社区访谈

健康管理师及其跨专业团队，在推动社区健康项目时，会进入社区并为社区居民开展座谈、演讲、倡导、卫教讲座等，有许多的机会可以在第一线观察并接触社区居民的反应和健康状况，并对社区居民的生活环境有初步的印象和认识。这里指的社区访谈，并非一定要以学术性的或是正式的形式来进行，无论是一对一、一对多，或是多对一、多对多等形式都不拘，重点是要能获得社区居民的真实想法，并能搜集到社区居民对健康的认知观念或期待等。因此，社区访谈只是健康管理团队融入社区所采用的一种途径，其目的在于资料的搜集、比较和分析。偶尔在访谈的过程中，健康管理团队也会面临社区居民反馈不同，或是由于各自立场的差异，而产生完全相反的表述等情况。因此，社区访谈所获得的资料也必须由健康管理师做进一步筛选、排查，并运用多方素材和途径加以判断，才能了解社区健康需求的全貌。绝不能轻易地听信片面之词就骤下结论，否则可能导致后续健康项目或方案朝着错误方向进行。

二、健康管理团队参与利益关系人

健康管理团队除了进入社区外，也需要兼顾与项目有关的利益关系人(stakeholders)，包括项目的赞助者、社区管委会、政府部门或是其他对项目推动具有影响力的重要人士等，这些利益关系人会在不同的角色和相互的作用下，影响项目的推动进程，甚至影响其成效。因此，即便利益关系人并不一定与项目有直接的相关，也不一定会受社区健康管理的影响，但是他们的意见和参与有可能影响社区健康管理项目的成败，故最佳的策略，仍是采取参与式的途径，一面让健康管理团队更多地参与于利益关系人的社群网络之中，另一面也鼓励利益关系人能参与社区健康项目的推动，化可能的阻力为助力，化压力为推力，使质疑和阻碍降至最低的程度，也让利益关系人能从所欲推动的社区健康项目中，找到自身的定位及贡献的途径。往往人们的质疑和保守的态度，是基于未能了解项目的全貌，或未能找到自身的参与机会和益处所造成的，因此，社区健康管理师及其专业团队，就扮演着桥梁的角色，鼓励利益关系人能借由参与项目的机会，成为共同推动社区健康项目管理的合作伙伴。

三、健康管理团队参与现场调查

健康管理团队也需要深入社区中，即在健康管理问题的“现场”，去发掘并探究问题的本质和根源所在。除了透过社区访谈，并与利益关系人建立良好的合作关系外，参与式途径也要求健康管理师及其专业团队透过实地调查与需求评估的方法，实际了解社区健康议题和现场的状况。所谓参与现场调查，不仅是倾听各方的感受或意见，而是更进一步地以实地田野调查(field study)的方式，去了解现场的问题所在。借此，能够检证之前所搜集的讯息是否真确，也能相互加以核对、比较，确认问题的全貌没有被忽略或误导的现象。因此，实地调查是必须且重要的步骤。前述有些大型的社区健康项目，也会于准备阶段进行先导计划(pilot study)，有些先导计划/试点研究可以与实地调查相互搭配，共同作为实地循证资料的搜集方式。

不仅如此，参与现场的另一项益处是有助于健康管理团队作需求评估（needs assessment）。根据 Bradshaw 的结论（1972a，1972b），需求（needs）有五种不同的类别和定义，如表 5-2。

表 5-2　需求的类别和定义

需求的类别	定义	范例
感受性需求（felt need）	基于个人经验或主观感觉的需求	个案宣称需要靠晚饭后抽一包烟才能放松一整天的精神压力
表达性需求（expressed need）	个人的主观感觉透过言语或行为表达，经过了沟通的过程显示出其需求	个案每天晚饭后固定要去街口便利店，买一包烟来抽
规范性需求（normative need）	透过专家和基于专业的观点所指出真正的需求，它是受过科学性的验证并有专业知识为基础所做的判断	个案具有口腔满足的需求，在一整天忙碌工作结束后有放松心情和缓解压力的需求
比较性需求（comparative need）	关于需求的程度多寡系透过与其他参考对象的比较而获得的需求。需求的认定是针对某一特定的标准，也可比较个案之间的差异	个案每天晚餐后抽一包烟，相较其他一般吸烟者而言，其在晚餐后吸烟的比较性需求更大
潜在性/未满足需求（latent or unmet need）	通常是指已知的需求程度和实际的需求程度之间的差异，即尚未被满足的需求程度	个案经健管师评估，有参加健康纾解压力及戒烟训练课程的需求，但实际上一直尚未参加，其间的落差即为个案的潜在性/未满足需求

资料来源：修正自 Bradshaw（1972a，1972b）。

借由实际参与社区现场的健康调查，健康管理师不仅可以了解社区居民的表达性需求，更有机会可以进一步评估到其他需求，因而有助于在接下来的阶段做更全面而完整的社区健康项目计划，使社区健康项目管理的成效更为卓著。

第三节　资料搜集与文献回顾

透过参与式途径，社区健康管理师可以梳理出问题意识，并将问题的现象和本质做更进一步的澄清。然而，欲针对问题点策划出适当的社区健康方案，还必须通过大量的资料搜集和文献回顾，才能参照类似问题的解决之道以及前人或相关研究的经验，以较少的成本获得最大的项目成果效益。

资料搜集的重点，在于了解社区居民的健康现况与实际需求之间的落差程度。无论是通过社区健康管理师亲自的调查，搜集现场实证，抑或是通过文献的查找，或是相关调研报告、地方志文献回顾等，都是资料搜集的途径之一。资料搜集的内容，可以是第一手资料，又称为初级资料；也可以是第二手资料，又称为次级资料。不同的资料搜集方法所获得的资料性质和内容，存在差异性，其资料验证和信效度也会发生变化。表 5-3 呈现两种不同资料的特性比较。

表 5-3 初级资料与次级资料的特性比较表

特性	初级资料(primary data)	次级资料(secondary data)
资料性质	由调查者亲自主持资料搜集的所有工作,是从社区现场获得的第一手资料	调查者从其他人或单位所做的调查结果所获得的资料,又称为二手资料
资料搜集	耗时长、速度慢,资料搜集过程中可能面临阻碍与困难	通过公开途径,相对容易取得
获得成本	相对偏高	相对偏低
资料优势	可视调查者项目的需求或主观的偏好,设计资料搜集的重点	某些调查项目、主题,由于时空等多因素限制,不可能进行第一手资料的搜集时,次级资料是重要且宝贵的资料搜集途径
获得方式范例	· 焦点团体讨论 · 社区讲座论坛 · 血压测量、体重检测、体适能检测 · 问卷调查、网络问卷、电话访谈、邮寄问卷等 · 质性访谈 · 观察研究 · 个案研究	· 政府公报、政策或法律规范 · 公开发行的书籍、刊物、杂志、影音资料 · 报纸、新闻、宣传品 · 社区相关的文史资料、地方志、地理图鉴、文书档案 · 过去相关的研究报告、调查档案 · 社区在地组织、协会的内部和外部文献、档案 · 其他相关此议题或此社区的文献、报告或书信等文字、影音资料

资料来源:作者整理。

资料的性质和搜集手段也直接与资料内容的品质有关,而资料的品质很大程度地影响着社区健康项目管理计划的细致度与缜密性。因此,社区健康项目管理的准备阶段也需重视资料的搜集。然而,许多时候社区健康管理师及其团队对于社区居民的状况并不熟悉,而健康项目管理的推动又迫在眉睫,资料搜集的深度和广度常就被忽略或牺牲。一般而言,搜集初级资料耗时长、速度慢,资料搜集过程中可能面临阻碍与困难,并且获得的成本通常也较高,因为必须由调研人员或健康管理师亲自深入现场搜集量化或质化的资料。相对地,次级资料可以透过公开途径,相对容易取得,因为调查者是从其他人或单位所做的调查结果所获得的资料,获得成本相对较低。然而,一项社区健康项目管理的准备,其资料搜集是以初级资料为主,或是以次级资料为主,须视项目计划执行的目的和对社区居民健康概况的熟悉程度而定。某些健康项目的管理若是十分成熟,或是社区健管师已有相当的经验,又或是社区过去已有推动过某些健康项目的管理时,则这些资料搜集的困难度不高,且又已有了相关的参考资料,则社区健康管理师可考虑以次级资料作为主要项目准备的依据。相反地,若是某些健康项目管理的主题十分新颖,或是社区健康管理师对此社区健康的状况不甚熟悉,又或是社区缺乏相关社区健康管理项目的实施经验,致使缺乏相关的文献或档案可资参考时,则社区健康管理师及其专业团队应酌量实际的需要,推动初级资料的搜集,并以所欲从事的社区健康项目管理主题为范畴,设计资料搜集的内容和资料搜集的方法。

资料搜集的同时,也必须进一步找寻相关的文献,并做好文献回顾及探讨分析的工作。因此,资料搜集后的文献回顾,绝不是把所搜集来的文献摘要、剪贴或断章取义地找出自己感兴趣的部分，集结在一起就算完成了，而是需要通过社区健康管理师自身的整理，运用专业的知识和经验作辅助判断，形成具有综合性（synthetical）、分析性（analytical）的论述，还要能借由既有文献的探讨、比较和查核与检证，对文献作出批判性（criticized）的反思和讨论，产生与现有文献对话的效果，这才能算是较为完整的文献回顾。因此，文献回顾并不只是走马看花的过场应付，而是必须借由系统性的回顾，不断地探讨和思考问题的本质，分析前人的努力达到了怎样的阶段或作出了哪些贡献，又有哪些优点和不足之处，若能"站在巨人的肩膀上"，则健康管理师欲推动社区健康项目管理时，就可避免再犯曾经犯过的错误，还可以总结出所需努力的方向和重点所在。

由此可知，文献回顾的重点，即是通过既有文献的阅读，找出有关社区健康项目管理议题的"证据"（evidence），作为社区健康管理师推动社区健康项目时的支持或理论基础。首先，必须先发现这些证据，才能更进一步地完善相关的逻辑和概念，并且善用这些证据，作为社区健康项目推进的重点。再者，才是运用这些证据，作为未来计划社区健康项目的基础。严格来说，我们在社区健康项目管理的计划中，所定义的问题，所欲达成的目的，所设定的目标及所采取的对策等，都需要以"证据"（evidence）为基础，即为"实证导向的操作"（evidence-based practice）。若是某社区健康项目管理计划，它从提案到解决对策，都缺乏实证资料的支持，而仅依赖健康管理师的推想或主观意见，则社区健康项目的推动将极易面临失败的风险。采用实证导向的操作，不但使社区健康管理师的健康项目管理计划获得更有力的支持，更有助于说服重要利益关系人、赞助者，甚至形成政府政策或推进社区健康服务（Cookson，2005；Head，2010；Kovner，Rundall，2006；Shortell，2006）。

第四节　将想法转化为项目

所有社区健康项目管理的议题，都需要将问题界定清楚，并针对问题的解决提出可能的对策，然而，将想法转化为项目的计划过程中，仍有许多实际的挑战。尽管已经过需求调查，也搜集了文献作探讨和分析，我们还需要将社区居民的"健康现况"和项目计划所欲达到的"健康愿景"做比较，二者之间的差距即为"问题现况"。我们对社区居民的健康现况，可透过前述的资料搜集和调查研究而有所掌握，同时，对于社区居民的健康愿景则可透过相关的文献探讨而获得，并借以规划社区健康项目计划而逐步达成。因此，现况问题并不是从"鸡蛋里挑骨头"，也不是无病呻吟式地去制造出问题，而是基于科学性、系统性的需求分析和比较分析，而获致的"落差分析"（gap analysis）结果——即健康现况与健康愿景间的落差。如图 5-2 所示。

除了落差分析之外，欲将对社区居民健康的想法转化为实际的项目，还需要经过可行性分析（feasibility studies）、概念验证（proof of concept，POC）和先导计划/试点研究（pilot studies），其重点和作用分述如下：

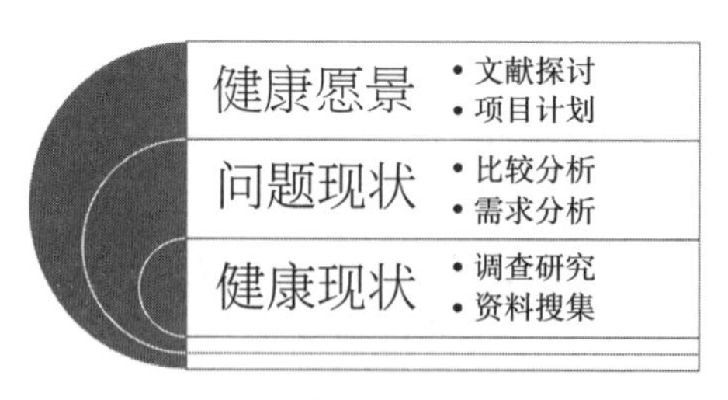

图 5-2 落差分析示意图

资料来源:作者整理。

一、可行性分析

可行性分析是评量项目计划在可行与否的一个过程,它可以用来分析原本的假设、项目计划的限制与项目选择的决策,使项目计划更趋近于市场现实的状况,是项目的计划准备阶段的重要流程。尤其是较大型的社区健康项目,常需要通过可行性分析来强化项目计划的合理性,并为未来的执行阶段做好准备。通过可行性的分析,可评估计划成功执行的概率,减少执行计划中的盲目性,避免出现重大方案的变动和损失。可行性分析又可以依据分析的层次差异,分为“概念的可行性”和“技术的可行性”。所谓概念的可行性属界定议题范畴;而技术的可行性则是指实施执行层面,属于以解决问题为导向的工具性的范畴。

举例而言,在社区健康项目管理中,健康管理师欲控制社区老人心脑血管疾病的发生率,关于心脑血管疾病,已知的危险因子包括高血压、高血脂、糖尿病、抽烟、肥胖等,其中以抽烟为改善效果最显著但也是最难改变的因子。若是健康管理师所设定的项目管理对策,是针对道路危险驾驶作教育倡导,而欲借此达到控制社区老人心脑血管疾病的发生率的目的,即不具备“概念的可行性”,因为目的和手段之间并不具备因果关系或合理的逻辑性。若健康管理师将改善的重点放在“无烟害环境空间”的营造上,尤其是在减少二手烟的部分,因有证据显示即使是不抽烟的第三者,也会因短至每周 1 小时的二手烟接触而增加1.2倍心肌梗死的概率(林育圣,2009)。如此达到戒烟控烟的效果,采取各种对策等,则须评估其技术可行性。

我们可以用五个面向来进行可行性分析的评测,分别为法律可行性、执行可行性、技术可行性、时程可行性、经济可行性(Mukund,2017)。如图 5-3 所示。

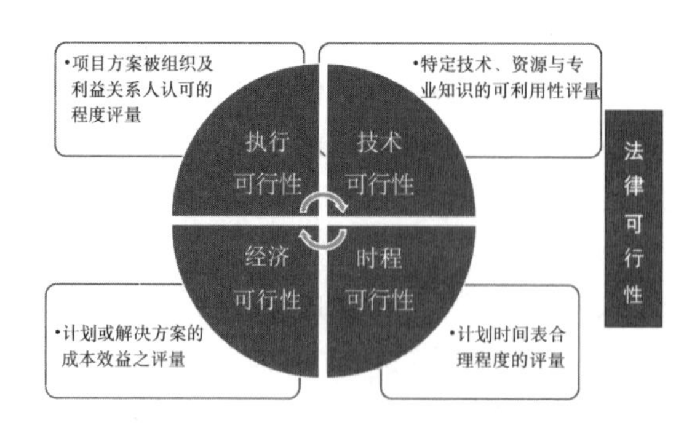

图 5-3 可行性分析的五项评测面向

资料来源:作者整理自 Mukund,2017。

针对五项可行性分析进行评值的方法，是将每一备选方案列于表头，并给予一代码，如甲案、乙案、丙案等。各代码代表一种预定执行的做法，依序考虑其执行、技术、时程及经济等面向的可行性，将考虑的结果，以1分到5分的数字化表示写于方格内，1分表示非常不可行，2分表示不可行，3分表示无意见，4分表示可行，5分表示非常可行；而当每一项考虑结果评给分数后，可结算出该备选方案的总分，借此评估该方案的可行性，并进行可行性高低的比较。总分越高，代表该方案可行性越高。

二、概念验证

概念验证是项目准备阶段的另一项工作。它是对某些想法的一个较简短的而以一部分的实现，来证明其可行性，作为理论或解决对策等概念的验证。实务上常会透过模型(prototype)、模拟(simulation)示范其原理，目的即在于撷取出最精要、核心的解决方案(solution)，以作为解释架构的概念依据。因此，概念验证通常被认为是在项目发展过程中，具有里程碑意义的工作，因为它提供了实作原型或模拟测试的结果。

概念验证的过程让所有关联的人，包括社区健康管理团队、赞助者、利益关系人等，更容易提出对项目计划的意见，为未来项目进入执行阶段提供修改架构的依据，同时，提供了模型和模拟的结果，使大家可以更专注、更聚焦于解决问题的对策上，可避免落入项目计划中较为细节的分歧，或在团体讨论过程中因失焦而产生本末倒置的情况发生。因此，概念验证除了可以协助社区健康管理团队更了解提案的对策在整个社区系统概念中的全貌外，也有助于了解社区系统内的各项因素对项目所可能产生的影响。

概念验证与前述可行性分析的差别在于，可行性分析是对项目计划的概念和技术做分析；而概念验证强调将项目的问题解决对策，透过模型或模拟的方式呈现于环境脉络下，借此验证其在真实环境中与各因素互动后的结果。

概念验证常用于工业产品商品化的过程中，以验证其市场化的效益。在社区健康项目管理中，概念验证比较缺乏产品的模型，但可提供服务形态的"原型"(prototype)作为服务流程及合理性的模拟和演示，同样具有展示服务形态并验证其效用的作用。以美国为例，在知名研究型大学中也设立"概念验证中心"(Proof of Concept Center，PoCC)，有助于将大学创新研发的成果，加速其商业化的进程，透过在校内成立此专业型的机构，也可协助相关产品或服务的概念验证工作。全美第一所概念验证中心即是加州大学圣地亚哥分校在2001年设立的"里比西中心"(William J.von Liebig)，它可以提供一个媒合产业与学术单位间的平台，衔接资金与资源两端。解决产业研发人员动不足的问题，或是针对研发人员受限于市场需求信息不对等的状况，给予相关信息和资源，有助于加速技术开发到技术转移于商业应用的进程，并补充政府激励政策的不足之处。

三、先导计划/试点研究

先导计划或称为试点研究，它是一种针对项目计划的预试，或是为规划项目进行相关资料的搜集或试误相关的经验等。因此，先导计划是在社区健康项目管理的准备阶段所做的工作。某些时候由于缺乏对社区环境的认识或是社区健康议题的了解，社区健康管理师及其专业团队为了发现有关的问题或改进资料搜集的计划，而先进入一个具有相似条件的场域，或特定选择具有代表性的社区，于项目规划前预先进行试验性研究。故此，严格说来，先导计划并非所欲进行之项目计划的一部分，而是其试验版，于较小规模的场域预先作了尝试性的实施，以搜集试点对象的反应及成果，作为未来扩大推广或实施项目时之参考(Thabane，et al.，2010)。

尽管先导计划是试验性的研究，且在特定的范围中试行，试验性研究却可能比项目计划所搜集的资料更为广泛；同时，其包含的研究实质内容和方法上的论题可能也较多。在研究的内容方面，试验性研究的资料能为研究者产生对有关研究主题的洞见提供参考。而在研究方法方面，试验性研究能提供有关现场问题和探究技巧的资料。因此，试验性研究的报告，可以提供社区健康项目管理者新的思维和机会，以新的方法或技巧，推动后续更大规模的社区健康项目管理工作。

在社区健康项目管理的准备阶段采用先导计划，至少具有以下两项优点。分述如下：

(1)可以大幅减少社区健康项目管理方案在执行过程中的错误或不确定性。先导计划已有相关的试行经验，且经过操作练习，对于项目计划的内容也具有一定程度的熟悉，因而较能在后续的社区健康项目管理中顺利推动工作。先导计划可节省大量的时间和金钱。由于先导计划已进行过试误并提供决策的参考，使社区健康项目管理的推动，可以在先导计划的基础上，依循成功经验的轨迹前进，加深并扩大实施范围，获致项目成果。

(2)可尝试多元化的服务内容、替代性的方法和实施推动的技巧等。先导计划本身即为试验性质的计划，因此具备高度的弹性和创新性，可在一定的控制范围内，尽可能地产生许多大胆而突破现有做法的创意，而其结果无论是成功或失败，都对后续的社区健康项目管理方案具有重要的启发意义。甚至许多创新性的项目内容与技术，都是透过先导计划而发展出来的。

第五节　小　结

社区健康项目管理的准备阶段，是为项目循环计划打好基础的阶段。在这个阶段中，社区健康管理师及其专业团队也必须将为社区居民健康把关的“好点子”(good ideas)转化为实际且具体的项目计划。故此，需要有针对社区居民健康议题的明确的问题意识，并根据社区居民健康的现况问题，设定社区健康项目管理的目的、目标、问题界定及可能的因应策略等。为了明确问题意识，则可透过参与式途径，广泛搜集各方的观点，包括社区居民、赞助者及利益关系人等。此外，既有文献的搜集工作也很重要，可帮助社区健康管理师及其专业团队，了解社区健康相关的议题，及此议题目前探讨的范围，并从中汲取必要的经验和信息，作为项目计划的基础。同时，在搜集讯息的过程中，也可透过需求分析、落差分析等，找出可聚焦的健康问题，进一步形成项目管理的概念。再者，针对项目管理所提出的概念进行“可行性分析”(feasibility studies)，分别探讨其概念与技术层面的可行性，也可运用概念验证的方式，以原型服务产品展示或模拟的方式，验证项目计划服务。最后，若是较为大型的社区健康项目，为了搜集相关的资料和累积实施经验，则可借由小规模的试验性计划，称为先导计划或试点研究(pilot studies)，以此方式获得更多元、更创新的概念或技术，而试验过程中所累积的经验，也有助于后续大型社区健康项目管理计划的推动。

综上所论，社区健康项目管理的准备，对于社区健康管理师及其专业团队具有重要的意义。从专业角度，即便健康管理师已对社区居民健康状况有所了解和掌握，仍需要透过项目管理的准备阶段，将好点子转化为实际可行的计划。从准备阶段开始，就能运用各种方法，尽可能地鼓励并团结更多不同立场的利益关系人，以参与式的方式共同解决社区居民的健康问题。当完成了准备阶段的相关工作后，社区健康项目管理才能较为顺利地进入计划的阶段。

参考文献

林育圣，2009.心血管危险因子[J].长庚医讯，30(5)：148-149.

BRADSHAW J R，1972a.The concept of social need[J].New Society，496：640-643.

BRADSHAW J R，1972b.The taxonomy of social need[M]// MCLACHLAN G.Problems and progress in medical care.Oxford：Oxford University Press：71-84.

COOKSON R，2005.Evidence-based policy making in health care：what it is and what it isn't[J].Journal of health service research & policy，10(2)：118-121.

DWYER J，LIANG Z，THIESSEN V，2019.Project management in health and community services：getting good ideas to work[M].3rd ed.Sydney：Allen & Unwin.

EAGAR K，GARRETT P，LIN V，2001.Health planning：Australian perspectives[M].Sydney：Allen & Unwin.

HEAD B W，2010.Reconsidering evidence-based policy：key issues and challenges[J].Policy and society，29(2)：77-94.

KOVNER A，RUNDALL T G，2006.Evidence-based management reconsidered[J].Frontiers of health services management，22(3)：3-22.

MUKUND，2017.Why a feasibility study is important in project management[EB/OL].[2020-05-18].www.simplilearn.com/feasibility-study-article.

SHORTELL S M，2006.Promoting evidence-based management[J].Frontiers of health services management，22(3)：23-29.

THABANE L，MA J，CHU R，et al.，2010.A tutorial on pilot studies：the what，why and how[J/OL].BMC medical research methodology，10(1)：1.

第六章　社区健康项目管理的计划

社区健康项目管理的推动，需要经过缜密的计划。在经过了准备，搜集各方资料并确立了问题意识后，就可以进入计划阶段，着手计划项目的执行过程和各项活动。关于社区健康项目管理中的各种任务或活动，我们可以依据其目的，区分为不同的“项目章程”(project charter)，就如同项目任务书一样，分别考虑其执行的策略(方法)、包含的任务范畴、每项任务设定达成的目标(deliverables)，以及项目计划在未来执行过程中的监控和品质管理，还要考虑执行过程中关涉到的利益关系人等。在项目计划的阶段，通常会运用项目结构(project structure)去检视项目的功能和执行的方法与策略，包括了各项资源的规划，如人力运用计划、风险管理计划、宣传沟通计划，乃至于考虑到变更计划。在计划阶段，社区健康管理师及其专业团队最重要的任务，是透过详细缜密的计划过程，确保健康管理项目计划中，各种对策与计划的目的和目标间，必须保持高度的呼应，而计划过程中的细节，也必须具有内在逻辑的一致性。此外，也必须在计划阶段，考虑社区健康项目方案于未来执行完成后的评估问题，除了借由事前设定的评估考核指标外，也必须于计划中，安排评估的进程、方法及考核的其他细节。关于计划的评估，我们将会在本书第 10 章“社区健康项目管理的评估与工具”中做更进一步的介绍。

诚如英国前首相邱吉尔(Winston Churchill)的名言:“失败的计划，就是计划去失败”。本章中，我们将了解到社区健康项目管理的计划虽然复杂，也牵涉许多细节问题，但若能耐心、仔细地加以克服，则社区健康项目管理的推动将会更为顺利，下一阶段的项目执行也将更趋向成功。

第一节　项目管理的章程

项目管理的章程(charter)意即项目管理中的活动任务书，它给予项目中各部分任务一个明确而清晰的定义(project definition)，或有人称之为“项目起始文档”(project initiation document，PID)。项目管理章程(project charter)又像一款游戏的说明书一般，当我们欲参与游戏时，总需要先了解游戏规则、进行的顺序及游戏过程中相关的细节等。同理，当社区健康管理师欲进行社区健康项目计划时，就需要将与之相关的项目章程做好整理，并以此为指引做成项目计划。

在项目管理章程中，主要需要厘清的重点包括目的(含目标)、策略(含方法)、范畴(含限制)、成果(deliverables)和主要利益关系人(stakeholders)，如图 6-1 所示。

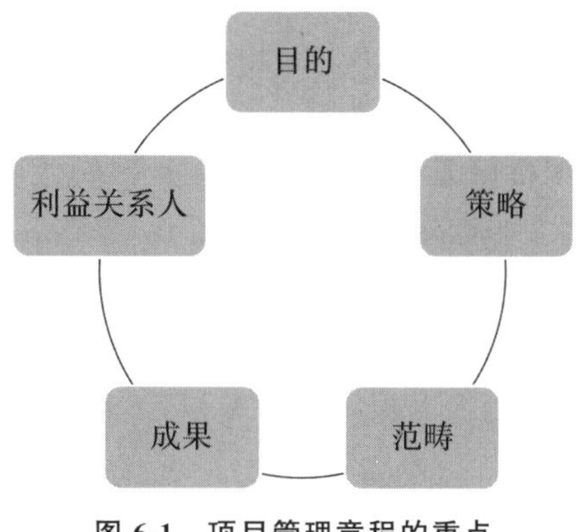

图 6-1　项目管理章程的重点

资料来源:作者整理。

项目管理章程中,尚有关于项目治理(project governance)需要考虑。项目治理并非具体的步骤或特定的任务,但项目管理章程运作的机制,包括项目监管者、决策者与如何决定项目重要任务的参与者等等,都属于治理的部分。因此,项目治理是项目推动过程中的内在运作机制。虽然社区健康项目管理者及其专业团队,并不一定能决定项目治理的每一要素,但在计划阶段,须透过观察和各种方式进行资料搜集,了解项目治理的相关机制,才能够确保项目的顺利推动。

社区健康项目管理在计划阶段,依据项目管理章程逐步检核各个步骤和阶段的计划任务,则可循序渐进地形成较为完善的计划。当项目计划规模愈大,则项目计划的复杂度和影响变量也随之增加,同时,项目管理在计划的过程中,也可能会增加文件内容和方法技术的采用。然而,社区健康项目管理的计划愈周详,社区健康管理师愈可避免后来执行阶段所可能面临的困境或矛盾。社区健康管理师及其专业团队可借由计划阶段的工作,逐步推进与社区居民、赞助者、主要利益关系人,甚至内部团队的共识凝聚过程,因此,在计划阶段,社区健康管理师也很重视沟通和说服的技巧。无论如何,计划阶段的各项工作,也可视为社区健康项目管理推动的一个重要过程,计划本身并非只是为着将书面的项目计划做出来而已,计划的过程涉及对项目的反思、资源的盘点、人力的协调和利益关系的折冲及团队向心力的整合等,它是一个逐渐达成共识和聚焦的过程。因此,项目管理的计划阶段影响社区健康管理的推动能否成功。

欲做好社区健康项目管理的计划,亦须考虑下列关于项目计划的要点,如项目保证(project assurance)、项目结构(project structure)和项目后勤(project logistics),分述如下:

一、项目保证

若是某些项目的执行成果不佳,或是未能达到预期的目标,尤其是以政府资金为基础的大型项目计划未能达到计划效果时,常会面临责信(accountability)的问题。因此,愈来愈多项目计划会要求附上项目保证,作为额外的要求和限制,且在计划阶段就需要加以纳入以保证项目计划能够被忠实地执行。项目保证又称为入口检视(gateway reviews),它是项目计划的一个程序要求，目的是降低项目计划的风险性及失败的可能性，因此，它会借由政府或具有专业背景的公正、独立第三方单位，针对项目计划作把关性的检视，包括其执行面的规划、资金调度的可行性等，以确保项目计划是可以被付诸实施的(Wikipedia，2018)。故此，项目保证的原则，即是在社区健康项目管理的计划阶段，寻求一个客观独立的单位或组织，协助持续的监控并督责，以确保项目计划于执行阶段被落实。项目保证不但要求有外部监督、独立财务和降低风险的机制，更要求项目计划执行时进行常规性的报告，作为项目计划能否被接受的“门槛”(gates)。一旦项目计划不能符合这些要求或条件，则会被“一票否决”，根本无从展开后续的社区健康项目管理计划的讨论或规划工作。

二、项目结构

项目结构是指项目计划在进行时，组织单位所采取的一种功能形态，或是工作分工的一种形式。它与组织结构有关，尤其是在工作团队进行项目管理时，需要进行沟通和报告，因此，项目结构的设计就十分重要。一般而言，在项目管理中可分为功能性结构(functional structure)和矩阵系统结构(matrix system structure)两种设计模式。其形态如图 6-2 所示。

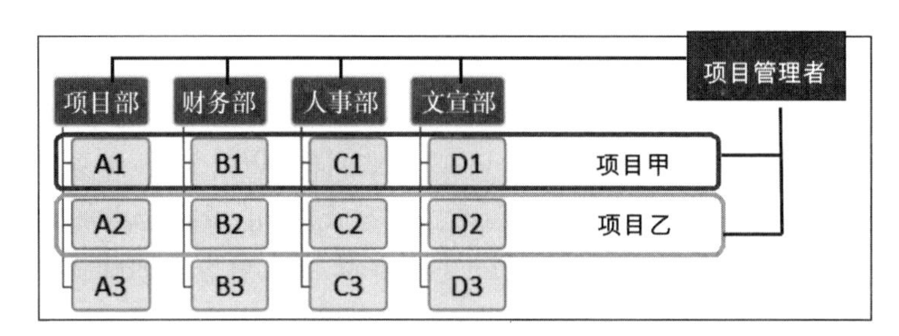

图 6-2　项目结构的设计形态

资料来源：作者整理。

(一)功能性结构

所谓功能性结构意指依据组织中各单位的功能作区分，如图 6-2 所示之项目部、财务部、人事部等。根据各部门不同的功能任务和专业角色，各自在职掌的功能范围之内，协助组织推动社区健康项目管理的进行。以功能作区分的任务分工，具有依功能划分工作，权责明确，以及同一部门内的成员具有相似专业背景，有助于沟通合作等优点。然而，其缺点则是可能形成自行其是，各自为政的状况；同时，由于各部门存在本位主义，以至于跨部门的合作并不容易，往往需要依靠更高层级的管理人员作为统筹者和协调者，才能促进各部门间的合作。

(二)矩阵系统结构

相较于功能性结构的设计，矩阵系统结构则是在原有的部门设置下，横向串联各部门的人力、资源等，并形成项目甲、项目乙等各个项目计划。因此，在矩阵系统结构中，项目甲的成员可能来自多个不同的部门，而项目甲的项目管理者则扮演统筹和调度的项目负责人角色。推动项目管理时，采用矩阵系统结构的优点包括：项目成员可随项目的性质和需求，从不同的部门中灵活调度人员组成任务团队，于项目结束后，人员即可归建回原功能单位，使项目团队得以临时任务编组的方式共同协作，也更符合项目计划的精神。此外，由于矩阵式系统结构跨越了多个功能部门，有助于跨部门或不同专业者间的相互合作，以共同完成项目。然而，矩阵系统结构的缺点在于可能使项目团队成员陷入"双头马车"（即有两个主管）的状况，团队成员不仅要听从项目管理人的指挥，而且必须遵守原功能部门主管的命令，尤其是若项目管理者与部门管理者缺乏协调，甚至在指示上有所冲突时，团队成员将无所适从。从社区健康项目管理中的项目结构设计可知，没有一种绝对完美，或是适用于全部情况的项目结构设计。故社区健康管理师及其专业团队欲推动社区健康项目管理时，在计划阶段就应思索组织及项目的特性，并考虑环境条件而选择一种较适于当下需求的项目结构设计方式，才有助于社区健康项目管理的执行。

三、项目后勤

在社区健康项目管理的计划阶段，项目后勤也是必须考虑的要项。"大军未动，粮草先行"不仅是运筹帷幄的重点，更关乎项目执行的成败。在计划阶段，项目计划的执行将会运用到哪些资源，不同阶段人员、资金、信息等保障，都属于项目后勤的范围。所谓项目后勤必须细致地规划由谁提供、提供多少、以及在什么时间点提供相关的资源。因此，项目后勤也包含了很多复杂且细琐的工作细节，必须要透过缜密的思考及规划，并借由高效的团队才能达成后勤的保障。

近来项目管理的后勤工作，很大程度仰赖项目信息系统（project information system）的建设，因此，具有强大的信息团队，对于社区健康项目管理的后勤保障而言，具有关键的影响性。举例而言，在社区健康项目管理的规划中，若我们要定期进行社区妇女宫颈抹片的筛检和倡导讲座，则除了透过计算机信息系统，将社区居民建档资料调阅并做成纪录以外，也可以透过信息系统的协助，比对出何种特性的社区居民更倾向前来参与筛查和讲座活动。更进一步地，由于筛检和讲座都需要准备检验试剂、检查工具、讲义、宣传单张等相关耗材和文宣印刷品，透过信息系统作为后台管理的机制，有助于社区健康管理师及其专业团队随时掌握相关设备的使用情况及物资消耗的状况等，以便后续的调度或补充。凡此诸多细节，都属于项目后勤的内容。虽然这些都是执行过程中的细节，但若在计划阶段缺乏对项目付诸实施后所需相关资源的规划，并预作安排和准备的话，则会造成项目计划在后续执行阶段遭遇困顿，甚至使项目陷于混乱而停止执行。因此，在社区健康项目管理中，项目后勤（含项目信息系统）的规划也是不可或缺的。

社区健康项目管理的计划涉及许多内容，尤其是执行方面的细节在计划阶段应作周详的事前考虑，谨小慎微，并耐心处理许多沟通难题。社区健康管理师在心态的调整上，也相当重要，须知道即便有完美的计划，也未必能保证项目实施的成功，更何况若是对计划不求完美，则其结果将更差之千里矣！本章后续部分，即按计划的顺序，依序说明相关的步骤和细节。

第二节 设定项目管理的目的、目标与策略

设定项目管理的目的、目标和策略是计划阶段最先需要处理的事项，也是项目章程中的重点所在。目的(goal)是指项目计划最终要达到的结果，它必须符合组织的使命(mission)，即组织存在的理由。因此，无论提出项目计划的组织是属于公部门、私部门或第三部门，必须先确认项目执行的最终目的能与组织本身的使命相契合。若项目计划的目的崇高，执行设计完美，却与提案组织本身的使命相违背，则此项目计划也未能付诸实施。换句话说，当我们要确认项目计划的目的时，绝不能忽略提案组织本身的性质及使命，必须尽可能地将项目计划的目的，贴近于组织使命，使社区健康项目管理的推动不仅有利于社区居民，同时也有助于组织使命的达成，这才是互利双赢的结果。

对于社区健康项目计划本身而言，最高层次的终极衡量标准，即为项目的目的是否达成。为达成项目目的，通常会设定多项目标(objectives)，即一些关于项目执行的具体任务，社区健康管理师及其专业团队必须逐步达成各项目标，累积其目标完成度，至终才能成功达成项目计划的目的。因此，目的通常是单数的，而围绕目的所设定的目标，则是多数的。

在实务工作中，我们也常运用“目标管理”(management by objectives)来执行项目管理。若是能够确保目标管理达到预期，则最终的目的也较有机会顺利达成；反之，若是连目标都未能成功，则项目计划最终的目的，也难以成就。值得注意的是，虽然目标管理的成功与否和项目目的结果具有高度的相关性，却没有绝对的因果关系。意即，即使所设定的目标都达到了，项目计划的目的仍有可能未能实现。究其原因，在付诸目标实现的同时，外在环境也在持续改变，而使原本设定的目标无法满足于目的的实现。由此可知，在项目管理中，目标的设定与调校，并具备修正的机制，是确保项目管理能够成功的重要因素之一。

确定了目标后应进一步思考，如何在有限的资源和时间条件下达成。因此，策略(strategy)就是达成目标的计划，也是社区健康管理团队所欲采取的方法。针对每一目标的达成，都可以设定多种策略，然而，策略的选择同样应考虑项目提案单位的组织特性、项目赞助者及主要利益关系人的态度和倾向。某些情况下，采取一些具有机巧的策略，对于项目的目标可能无伤大雅，甚至有可能更快达成目标，然而，现实条件下必须考虑得更周详且全面地顾虑到相关单位及利益关系人的立场和主张，避免某些策略的运用损及其形象或声誉等。因此，从项目管理的架构来看，策略的选择虽是在目标之下，但它也必须支撑较上层次的目标和目的，不能违背组织的使命。故此，策略的选择虽是多元的，但每个策略决策都有不同的代价和利益，决策者必须从多方考虑，综合评估，并做好精算的工作，才能找出达成项目目标和目的的最佳策略。当缺乏“最佳策略”时，必须要能退而求其次，选择“次佳”(second best)策略，或是在“两害相权取其轻”的权衡下，选择损失较少的策略，作为社区健康项目管理的策略。

决定了策略后，才能再进一步思考关于执行过程中的战术(tactics)和作业/操作(operation)的内容。因此,在计划阶段,设定社区健康项目管理的各层次的议题和活动时,是有其顺序性和阶层性的。项目管理的阶层性由高而低的顺序为目的(使命)、目标、策略、战术、作业/操作。如图 6-3 所示。

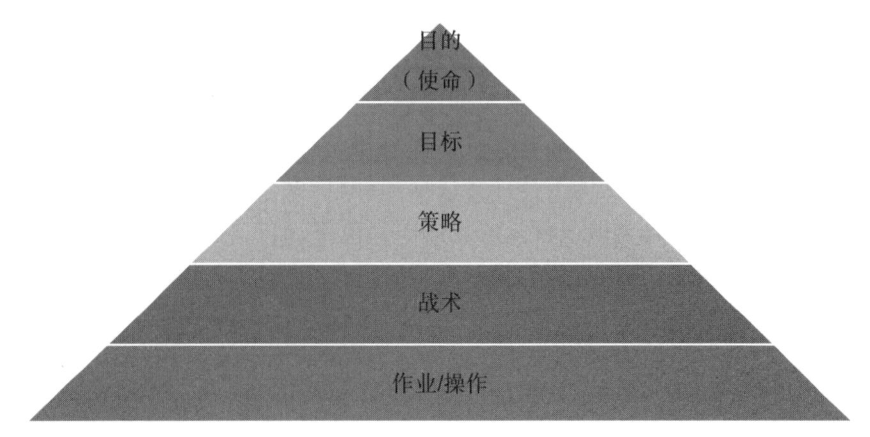

图 6-3　社区健康项目管理的层次

资料来源:作者整理。

值得注意的是,社区健康项目管理计划在实际进行规划时,其顺序却必须要由低到高,即从作业/操作面开始,依序为战术、策略、目标和目的,使上一阶层的活动能获得落实的确保和理性的支撑,避免在实际规划时,流于空想或画饼充饥的想象。

举例而言,若是社区健康管理师预计在某社区推动鼓励 40 岁以上年龄层妇女进行宫颈抹片筛检,这是一项年度项目,目的是执行子宫颈癌的二级预防(早期发现早期治疗),目标是社区中 40 岁以上的妇女普筛率达 95%,进行子宫颈癌预防健康讲座宣传达 150 场次等,但在实际规划的时候,健康管理师必须从作业/操作的层次开始着手,依据实际的人力、财力和资源,估算社区健康管理团队一天能够进行的筛查量、每人投入的工时数、筛查检验的器材设备量、生物检体的检测速率等,都会决定每天实际能够完成的检测量,而将此检测量乘以年度的工作天数,即能获得年度总检测量,与社区 40 岁以上年龄层妇女人数做比较,即可知此目标的设定(即社区中 40 岁以上的妇女普筛率达 95%)是否合理。故此,社区健康项目管理的规划顺序必须基于低位的现实状况,逐步推估出高位的成果,项目计划才能贴近执行面的真实状况,也才具有计划的意义和效果。

第三节　设定项目管理的范围与交付成果

社区健康项目管理范围(project scope)必须在计划阶段做好规定和设定。每一项计划的规模及包含的范畴并不一样,即使在目的、目标和策略皆相同的情况下,项目管理的范围也可能有所不同。项目范围定义了在项目执行过程中那些行为和活动应被包括在项目中,而那些又应被排除与项目外。因此,项目范围也是一个控制过程,必须做设计来规划,可以视为是社区健康管理师为社区健康项目管理所设定的“边界”(Verzuh,2012)。

从许多项目管理的失败经验中发现，许多项目在执行阶段都会不知不觉地陷入一种危机——范畴潜变(scope creep)，又称为“范围扩张”，指项目范围不受控制地变化，或持续扩张的一种现象。通常这种对于项目范围的变化，被视为对项目的成功实施的一种潜在的威胁，因为它可能会无限制地持续膨胀相关的经费，耗用过多的人力，而最终未能在预期的时间内，达成项目原先设定的目标和目的。同时，这也是对原本项目的策略和方法的一种挑衅，说明原先项目在计划阶段可能不够周详和精确。实际上，无论是出于有心或是无意，社区健康管理师及其专业团队，甚至项目相关利益人，皆有可能在执行过程中，逐渐添加了原本不在项目计划中的工作任务或成果期待，通常范畴潜变又都是增加或扩张了原本的项目范围，若在计划阶段就未能设好项目范围，而在执行阶段又轻忽了潜变的严重性，不及时制止或改正，则极有可能导致项目管理的预算超支，或赶不上重要时限，甚至执行项目的成果品质变差等。

由此可见，在社区健康项目管理的计划阶段，即在进入项目执行前，先必须就项目范围达成共识。不仅是和社区健康项目管理的内部团队达成共识，也必须尽可能地和相关利益关系人达成共识。实务工作中，项目范围达成共识的方法有两种：

一、清单列表法

这是一种正向表列的方式。目的是让相关参与者，包括项目团队成员、赞助者和利益关系人等，都能够清楚项目的目标，并且为达成此目标，共同表列出项目范畴之内的具体事项。在此范畴内的任务，才是直接与项目目标的达成相关，是项目管理团队所必须勠力达成的。相对地，若未正向表列在清单内的任务，则不属于本项目范畴内的事项，或是无法直接协助达成项目目标的事项，或没有足够的时间和经费完成的事项，则项目管理团队在执行阶段，应选择避免或是另案处理，绝不能因为临时增加的项目范畴，而误导了项目管理团队的工作重点，甚至产生了范畴潜变的问题。

若是在执行阶段，项目管理工作团队发现或提出了某些新增工作范畴，不在原本表列清单上，但它又与项目目标的执行有部分相关，或是间接相关时，则工作任务必须更加具体化，并且留下明确的纪录，说明此工作任务为何补充进入项目范畴，而补充的结果对于项目目标的达成的具体贡献和影响为何等等，以便日后项目评估、考核及反思时作参考之用。

二、反向排除法

这是一种负向表列的方式。即一开始就针对项目的工作任务，设定范畴容忍的指标和范围，只要是超过此界限的工作任务，一律予以排除。例如，在社区健康项目管理的社区倡导工作任务中，假若我们设定一年内于某社区进行 30 场次的卫教讲座，则超过 30 场次的部分，应排除考虑；若单一场次规划 100 人次为上限，则应以事前报名的方式加以达到人数限制，以确保讲座品质，并排除单场超过 100 人次的可能性。因此，界定项目的范围可以包括服务的对象、人数，或各项活动的理想回应时间等，根据这些范围条件来执行项目，且在达成预定的阶段性目标前，不作范围标准的修改。因此，可以更聚焦于原先设定范围的工作事项，直到阶段性目标达成后，才与利害关系人共同探讨范围的再设定。

关于设定项目范围(project scope),还有一些依循的方式,如透过项目范围声明(project scope statement)或以项目范围文件(project scope document)作清楚的叙述和规范,则可使项目范围的设定更为明确。项目范围声明的内容包括项目范围的叙述、排除、接受条件、项目交付(达成指标的成果)以及项目假设。如图 6-4 所示。

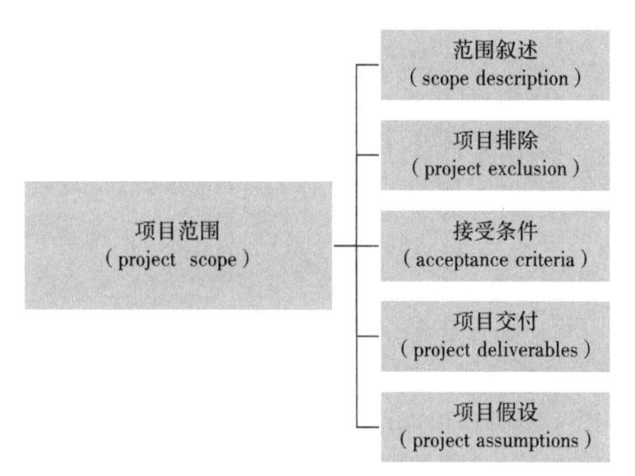

图 6-4　项目范围的内容

资料来源:作者整理。

范围叙述(scope description)是指针对项目计划所涉及的范围,以文字、图像等方式作成纪录,将项目范围作明确清楚的定义;项目排除(project exclusion)则是运用前述反向列表的方式,将不属于项目任务的工作或活动加以明确化,作为项目排除的目标;接受条件(acceptance criteria)则是以具体的叙述,说明符合哪些条件的情况下,或解释与项目目的和目标的相关性达到什么程度时,才能被纳入项目的工作范围之中;项目交付(project deliverables)则是指项目完成后可达到的成果有哪些,即项目结果的产品或服务产出;最后,项目假设(project assumptions)则是针对项目执行过程中的资源和最终交付的限制和困境做好事前的假设。针对可能面对相关的限制或困境的假设,并不是不尽力达成项目的托词,相反地,项目假设的目的是让社区健康管理团队更重视项目的计划,以及在项目执行中的监督和考核。在计划阶段,尽可能地考虑到人力、财力和资源的限制,而做好"趋吉避凶"的规划;在执行阶段,充分了解相关困境与阻碍对项目交付所造成的影响,进而加强监督和考核工作,务必使预期的项目交付成果不受影响。这是项目假设的意义和重要性所在。

在计划阶段中,除了项目范围的设定外,也要针对项目交付的成果作设定。"项目交付"(project deliverables),说明项目执行后可达成果有哪些。定义项目交付(defining deliverables)的成果,必须依据一些特定的指标,无论是产品或是服务活动,皆要能达标才算是完成项目交付。

针对项目交付的成果设定,可视项目管理的性质为何种类型而定。项目管理的交付成果,有的是实体产品(product),如硬件设备、建筑物、程序软件等。而有的则是服务(services),如问题的解决、健康指标的提升、咨询活动、成果报告等。一般而言,在社区健康项目管理的领域中,多数的项目交付都是以服务性质为主,因此,关于项目交付的设定条件，将具有很重要的意义，无论是执行过程中的反思、考核，或是最终项目成果的评估，都必须根据项目交付设定的条件而定。

项目交付设定的条件，包含下列三项要素：期限、标准、考评方式，分述如下：

(一)项目交付的期限

如同项目管理的“铁三角”要素一般，时间是项目交付中最关键的要素。团队成员往往会求好心切，想将工作臻于完美，而错失了时间和期待的掌控。然而，许多重要的项目工作，若是错过了截止的期限，则不再有弥补的可能性，甚至会影响后续工作任务的进行，导致整个项目的失败。因此，项目交付的期限，是设定条件时需要优先考虑的重点。

(二)项目交付的标准

在设定项目交付的成果时，要达到何种项目交付的标准，需要有明确的说明条件，才不至于在项目交付时出现认知差异或期待落差的问题。项目交付的标准应凝聚各方的共识，在项目交付设定中有具体而明确的标准，避免项目交付时的争议。

(三)项目交付考评的方式

不仅要有时限，有标准，如何去考评时限和标准的“方法”本身也需要有明确的设定。举例而言，设若某项目交付的时限，订于12月31日的下午6时，然而，是依哪个时区作为此时间点的决定标准，则需要仔细确认。又如，社区卫生教育讲座举办30场，然而，如何衡量项目执行单位办理30场次？如何考评之？是借由文字照片的纪录，还是借由影片录像的纪录，还是需要透过其他方式加以证明等，皆是关于项目交付考评方式的设定。

第四节　项目治理的过程

社区健康项目管理的方法，除了透过前述项目结构的规划而有功能性结构或矩阵系统结构的区别外，也需要依靠良好的项目治理，包含利益关系人的界定、人力资源的配置、风险与议题管理，此外，还必须有品质计划、沟通计划以确保项目进入执行阶段后的各种挑战，皆在项目计划管控的治理之下。因此，项目治理是关于项目管理的方法与执行策略的一系列选择过程，与项目管理的决策(decision-making)有关。项目治理要决定项目中的主要利益关系人的重要任务。分述如下：

一、利益关系人的界定

利益关系人不仅指赞助者和项目相关的利益关系人，更多是指项目计划本身的领导团队，或称为项目的“指导委员会”(steering committees)，或是参赞委员会(advisory committees)和参考团体(reference groups)。所谓指导委员会即是社区健康项目管理的最高权力——项目委员会(project board)，扮演着项目的最高指导角色，或是作为监督整个项目的角色，它们也对项目拥有一定的控制权和所有权。因此，他们的意见和指导，对于社区健康管理师及其专业团队进行社区健康项目的管理具有决定性的意义。对内部而言，他们的意见将会指导社区健康管理团队的工作执行方式、技术采用方法及社区健康服务提供的过程等；对外部而言，他们的意见会影响社区健康项目的发展，与其他外部环境间的互动等。因此,项目指导委员会的成员不都是由社区健康管理的专业人士所组成,而多是由赞助者或组织中的代表共同组成。

此外,主要的项目赞助者(project sponsors)也必须有清楚的界定。因为他们的代表很可能即为项目指导委员会的成员,也负担支持并赞助项目管理者的责任,需要协助社区健康项目管理团队获得相关的资源,以推动项目的执行。项目赞助者无论是在资源分配上,或是实质行动上,皆能成为社区健康项目管理团队的支持和帮助,从社区健康管理师的观点来看,是重要的伙伴关系,应能善加经营并运用其资源,作为项目推展过程中的助力。

在项目管理的计划阶段,必须确认相关的利益关系人,无论是个人或组织形态的利益关系人,他们都参与到项目中,而他们的利益会受到项目成果的影响,同时他们也会对项目本身及其结果产生影响力(PMI,2017)。因此,利益关系人依据在项目管理中的力量/影响力和在项目中的利益/关联性的关系,可区分为四个象限,即"高影响、高利益","高影响、低利益","低影响、低利益","低影响、高利益"。如图 6-5 所示。

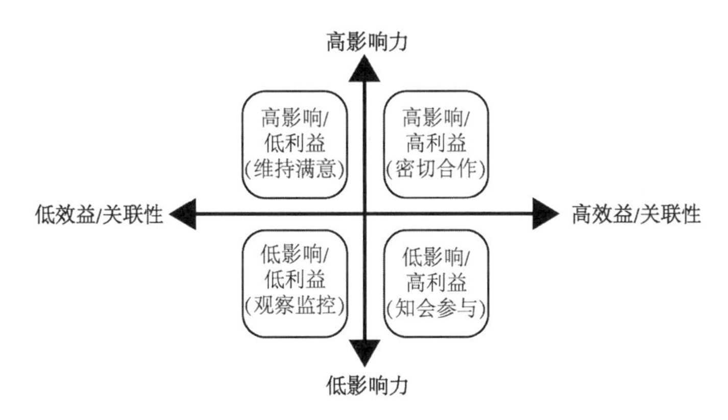

图 6-5 利益关系人的界定矩阵和管理方式

资料来源:作者整理。

针对不同的利益关系人,除了加以区辨分类外,更重要的是如何善加管理和应对。对于社区健康管理师及其专业团队而言,面对项目的四类利益关系人,所采取的管理策略也有差异。分述如下:

(一)高影响、高利益

针对"高影响、高利益"性质的利益关系人,应与其保持密切的合作,因为这类利益关系人不但对项目有高度的影响力,更与项目有很深的联结,具有高度利益相关,其介入项目运作的程度甚高,故项目的成败对于此类利益关系人而言也荣辱与共,可与其共同协作(collaborate)。

(二)高影响、低利益

针对"高影响、低利益"性质的利益关系人,其对项目的影响力甚大,但与项目的联结并不深,关联性与利益的捆绑程度较低,故管理策略应采维持其满意(keep satisfied)。因为项目的成败不会影响其切身利益,但他又能很大程度地影响该项目,故尽可能地维持其对社区健康项目管理团队的满意,减少此类利益关系人对项目的干预和掣肘应为重点。

(三)低影响、低利益

针对“低影响、低利益”性质的利益关系人,因为其对项目的影响力和利益关联性都弱,故仅需维持对其观察和监控(observation and control)。观察监控的目的,是了解此类利益关系人是否会随时间的推移或外在环境的改变,而使其与项目之间的关系有所改变。若已经在对项目的影响力和利益关联性上发生了新的变化,则项目管理团队也应采取新的管理策略加以应对。

(四)低影响、高利益

针对“低影响、高利益”性质的利益关系人,他们对于项目的决策和方向并没有太大的影响力,然而,其与项目却有高度的利益相关和联结性,通常这类利益关系人多半是项目计划本身的执行团队成员、工作人员、志愿者或社区居民等。因此,因应“低影响、高利益”性质的利益关系人,项目管理的重点在于公开相关的信息,知会(inform)这类利益关系人,以达到鼓励他们参与(participation)的目的。

二、人力资源的配置

社区健康管理项目的团队成员需要多元专业的背景,而利益关系人也涉及许多不同领域的人,这些人力资源的需求以及专业团队的任务角色分工等,都与人力资源的配置有关。在项目管理的计划阶段,也包括人力配置的考虑,如项目执行需要专业的类型、专业技能是否充足、社区健康管理员需要的资格证、外部专家或技术咨询者的角色、如何决定并选择项目团队成员以及团队成员被授权的程度等,这些关于人力资源管理的议题,可以区分为“选、用、育、晋、留”五个面向。分述如下:

(一)选才

针对项目执行过程中的需求及项目规划的内容,设定团队所需要的人才后,则必须针对应聘者加以选拔和甄选。因此,必须设定选才目标,包括人才类型、工作职缺叙述、任务内容、人才专业背景和相关经验等,并形成招募计划,以此为选才依据。选才的管道包括内部流用及外部招聘,欲透过何种管道进行选才,与组织的发展策略及项目本身的定位有关。

(二)用才

用才包括入职后的分工和人力运用,与工作性质和任务特点有关。若是招聘人才入职,却未能适才适所地加以运用,则可能导致人力无法发挥最大的效用,甚至导致人才的流失。用才不仅与工作任务的设计有关,也与管理者的领导才能有关。除了制度面的人力运用规范外,情感面的联结及认同,塑造良好的团队互动氛围,对于人才功能的发挥及效用,才有正面的帮助。

(三)育才

在团队中,人才是通过任务工作的交办,提升其经验和能力,此即育才的重点。不仅如此,尚有在职进修、教育训练等管道,能够加强团队的育才。透过培育人才,不仅可为团队的任务扩张储备未来人才,更易借此使团队成员提升向心力和认同感,增进工作的能力,并提供培养个人职涯发展的可能性。因此,育才不仅是训练,更重视人才的发展。

(四)晋才

晋才是指通过对团队成员行为的管理,鼓励团队成员发挥最佳的工作表现,并避免团队成员发生错误或偏差的行为。虽然晋才多半是指借由“晋升”或“升迁”职位的方式，突显出管理者期待团队成员有特定行为的倾向；在晋才的同时，其他成员也可区分出哪些行为会受到正向鼓励和表彰，而哪些行为则会被摈斥。因此，晋才包括了对成员行为的评鉴和定位，晋才的速度和频率也影响成员的职涯发展和团队职能的设定。故此，晋才被视为人才管理的核心工作。

(五)留才

人才经过选拔、训练、任用、评鉴及发展后，管理者也需考虑留才问题。有效留才的相关因素甚多，根据赫兹伯格(Fredrick Herzberg)的双因素理论(Two Factor Theory)，或称激励保健理论(Motivator-Hygiene Theory)，工作的留任除了需要薪酬、福利等“保健因素”外，更需要有“激励因素”，如工作成就感、自主性、被人认可等。因此，一味地只靠薪酬福利的增加，并不能达到留才的目的，必须进一步思考透过工作流程的再设计、任务的丰富化等，使成员产生对工作本身的积极情感或认同感、责任感，并联结于个人的自尊和成就感，则能较好地产生留才的效果。

综上所述，人力资源的配置不仅与社区健康管理项目有关，而且涉及整个管理团队，甚至是项目推动的组织。因此，需要社区健康管理师更有耐心及细致地处理并应对项目团队中人力资源配置的问题。

三、风险与议题管理

在项目执行过程中，会面临许多未预期的突发状况或是意外的因素，导致项目任务活动受到干扰，使得项目目标无法达成，此即为需要被管理的风险(Verzuh，2012)。由于所有的项目在执行过程中都具有不确定性，一个好的项目管理计划必须思考项目过程中的潜在风险，做好风险管理，以预防可能发生的风险，或是将风险发生所可能造成的损失降低到可控的范围内。

根据风险管理理论，风险永远存在，没有所谓的“零风险”。因为项目并非处于真空的环境下，所有与社区健康管理有关的项目，也牵涉多方人与环境的互动，故此，许多的变量及风险自然会产生。但风险与议题管理的目的，并不是将风险降为零，而是在计划阶段，预先规划好针对偶发事件(contingency)的备案，将风险发生时的因应对策于事前拟定，则可有效地降低风险所带来的不确定性和对项目造成的负面影响。

针对风险的管理对策，会由于项目内容和管理团队的差异，而在策略选择上有所不同。主要的应对策略可以分为接受风险、避免风险、监控风险、转移风险和降低风险(Verzuh，2012)。

(一)接受风险

意即不处理风险，在风险影响小，或是风险的定义可以被重新检视时，项目管理团队倾向采用此策略。

(二)避免风险

风险事实存在，但项目计划时可采取闪避策略，避免项目执行过程中，此项风险的发生机会。

(三)监控风险

风险事实无法闪避,但可借由事前的计划和对策拟定,监控风险的情况,逐步应变,视风险对项目影响的程度,将对应策略采取“升级程序”(escalation procedure)的方式因应不同程度的风险。

(四)转移风险

将风险的影响及责任,转嫁于项目之外的第三方,如透过保险公司或再保险制度,转移风险发生时项目所可能产生的损失等。

(五)降低风险

意即透过管理的方法或是多种策略的运用,降低在项目执行过程中各种风险发生的可能性,同时,也降低了风险发生对项目结果所造成的冲击。

无论是接受风险或是避免风险,针对所有可能发生于项目执行过程中的事实必须加以区辨,才能定义风险并了解其对项目所可能产生的影响。因此,风险矩阵(risk matrix)是常用的风险分类工具,有助于社区健康项目管理者及其专业团队,定位项目中可能发生的风险,并适当地找出因应对策。

风险矩阵是以风险发生的可能性程度(likelihood)和风险对项目所造成的结果(consequence),对项目结果影响的程度来交叉评估的,如表 6-1 所示。

表 6-1 风险矩阵分析表

可能性	结果影响				
	极小	小	一般	大	极大
极可能	高	高	极高	极高	极高
可能	中	高	高	极高	极高
一般	低	中	高	极高	极高
不可能	低	低	中	高	极高
极不可能	低	低	中	高	高

资料来源:作者整理。

针对不同的风险做分析和设想,其综合评估结果可分为低度风险、中度风险、高度风险和极高风险。中度和低度风险,可以绿色表示之;中度和高度风险以黄色表示之;极高度风险则以红色表示之。借由风险矩阵的分析,可知道哪些事项可能构成项目的风险,而其风险程度也可借此矩阵加以辨识和定位。

议题管理(issue management)是更上位层次的问题,也必须在项目计划的阶段加以考虑。它是指针对议题,会被定性为影响项目的“问题”的管理过程。因为“风险”是永远存在的,但是“问题”可以被管理,如何决定哪些因素具有风险,甚至会对组织、对项目、对相关利害关系人产生影响的“问题”,也是一个值得被讨论的议题,因此称为“议题管理”。从管理学的观点而言,若把某事实当作“问题”,则它就会成为“问题”,此即议题管理的典型原则。因此,之所以称为议题,表示其本身就有可讨论性,或具有争议性,是在概念上及价值观层次上需要作定性的决策。若在计划阶段,就能对相关的议题进行充分的思考和讨论,则对于可能出现的“风险”和“问题”也较易达成共识,有助于未来社区健康管理项目在执行阶段的推动，相应问题解决对策也较易达成共识，不至于造成团队内部和外部在问题界定上的差异。

四、品质计划

品质计划说明在社区健康项目管理中，服务的成果需要达到预期的效果，品质也是项目管理"铁三角"中重要的一部分。在项目管理的计划阶段，包括了品质计划，可以再进一步区分为项目执行结果的品质及执行过程中的品质。

无论是哪一部分的品质，都必须在项目计划中设定品质检验的标准及由谁来做品质的查验。设定品质检验的标准，即提供品质的测量工具(measurement)，使品质的检验能够有一致的标准；而决定由谁来作品质的检验，则是确保品质查验者符合相关资格条件，其立场和观点也较能有公信力，借以摒除品质检验的相关干扰因素。若是不透过品质计划先规划好事后品质的查验工作，并于事前就决定检验品质的工具和检验人，则品质查验的过程可能产生瑕疵，品质检验的结果也较难公平客观。

在品质计划中，应考虑到四个方面的重点：达到标准、组织永续、顾客满意、持续改善。"达到标准"说明品质计划必须将项目的各项目标和目的设定标准，并在预计的时间考核是否达到标准；"组织永续"则是在做品质计划时，必须考虑组织发展的阶段和实际掌握的资源。虽然项目品质的要求相当重要，但是一味地追求品质，以致牺牲组织的永续性，或排挤了组织其他的重要功能而影响了组织的存续时，则必须有所取舍。因为对品质的追求具有"扩张性"及"无限性"，好之后还有更好，永远都没有完美的时候，做好品质计划也可避免执行过程中的"求好心切"，一味地追求品质，而忽略了项目的其他重点，甚至损及组织永续；"顾客满意"是品质计划中的重要部分，事实上，品质计划除了考虑客观标准的设定外，主观因素的影响也不可忽视。许多时候客观标准已经达标，但是与顾客的主观感受有所落差，则项目品质仍不能令人满意。因此，对品质的主观感受，尤其是顾客满意，成为品质计划中的重要部分，在做品质计划时，应思考如何提升顾客满意度，或应避免顾客差评而影响了项目品质的考核及评估；最后，"持续改善"则是全面品质管理(total quality management，TQM)的核心精神，如前所述，由于对品质的追求并无止境，持续保持精益求精的态度，才是项目品质能不断提升的关键所在。因此，品质计划中也应该加入持续改善的元素，运用品质管理的方法，强调项目执行后的检讨与评估，作为未来持续改善的参考，才能使社区健康管理的项目计划更臻完美。

在社区健康项目管理中，制定品质计划的目的除了针对项目的成果及过程作查验外，也是为了服务的提升和改善，这更胜于对责任的追究或奖惩赏罚。实务过程中，社区健康管理师及其专业团队常运用"计划、执行、检验、行动"(plan-do-check-act，PDCA)的程序，以确保项目管理品质的后续精进。如图 6-6 所示。

"PDCA"是一系列品质精进计划的实施原则，是一个不断循环的运作过程，使项目计划的品质能够持续被检验并改善。计划(plan)包括定义品质问题、解决品质问题的方案，以及提升品质改善计划时相关的利益关系人的互动等，都需要事前的思考和计划；执行(do)就是将前述的品质改善计划付诸实施，同时也对实施过程中涉及品质改善的相关人员，包括员工、团队伙伴、志愿者等，加以训练和教育；检验(check)阶段则是针对执行的成

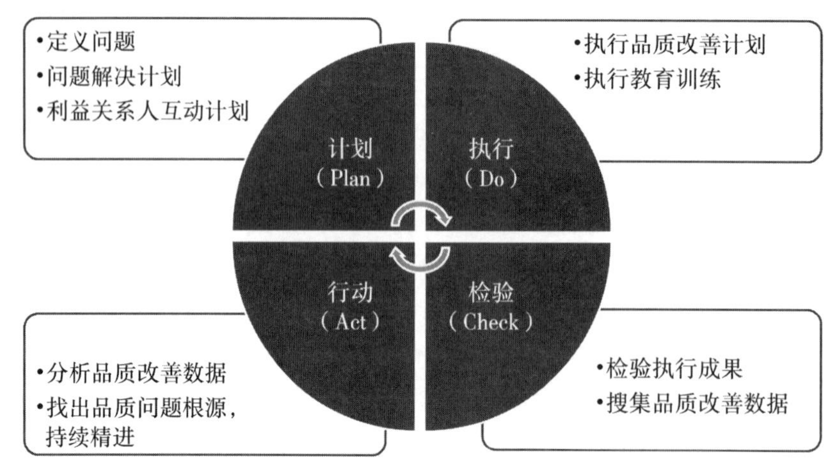

图 6-6　品质精进计划的实施原则图

资料来源：作者整理。

果加以确认，并且搜集执行过程中相关的资料及各方的反馈讯息；行动(act)则是针对品质改善过程所搜集的资料加以分析，找出问题的根源，并且持续追求品质改善的行动。然后为了进一步的品质精进行动，又再次循环到问题的定义，并寻求解决方案，回到计划的阶段，如此循环不断的过程，可以确保项目品质的提升。

五、沟通计划

在社区健康项目管理中，沟通计划也是计划阶段中必须做好预先规划的工作。在计划执行的过程中，大到决策的推动，小至会议的举行，都需要借由沟通才能顺畅地执行项目，完成各项活动及任务。沟通计划本身，就是期望能在适当的时间(right time)，向正确的对象(right people)，提供正确的讯息(right information)，重点是，还必须透过正确的沟通管道或方式(right way of communication)。因此，在项目执行过程中的沟通，并不是随意的或是偶然发生的，虽然执行过程中会有突发状况，也需要进行沟通，但沟通计划是预先将主要的对象、信息、频率和方式做好规划的一套方法，避免在项目计划实施的过程中，面对需要沟通的情况时才思考可能的做法，则有可能因为沟通的落差或是不到位，增加了项目推动和执行时的困难。表 6-2 列出沟通计划的原则性内容供参考。

表 6-2　沟通计划的内容(参考)

对象	信息要求	频率	沟通方式
组织单位	项目成本、品质计划、问题界定及解决对策等	每月/每季/每年	书面报告、口头报告、会议方式
赞助者	风险评估、项目计划变更等	必要时/每年	电话、电子邮件
团队成员	项目细节规划、问题界定、目的与目标、任务信息、考核标准等	每周/每月	会议、口头方式
利益关系人	与其相关的项目内容、偶发事件等	必要时/不定期	电子报、网页

资料来源：作者整理。

无论采用何种沟通方式与不同的对象进行沟通，社区健康管理师及其专业团队常会运用项目的“现况报告”(status report)作为书面的补充，以便让沟通对象能够快速地了解沟通的内容和重点。现况报告的内容，可以包括项目的概况及目前执行的进度，也可以进一步分析预定计划和执行现况之间的落差，此外，针对项目执行过程中主要面临的问题或是风险，也可以列表或条列式地加以陈述。现况报告是一种简化的、书面的沟通方式，它可以让沟通计划的内容更具体，且留下文字化的纪录，有助于未来项目检讨或考核时的参考之用。

第五节　因应变化及变革管理计划

社区健康项目管理在计划阶段，就应该未雨绸缪，考虑到项目在后续的执行阶段所可能面临的变量，而为项目的计划保留一部分的弹性，并思考修正计划的程序，意即，关于项目计划本身的变更，也需要有所计划。通常在项目管理的计划阶段，为保持项目计划的弹性，并为未来的项目修正做准备，需要考虑项目变更管理的诸多细节。事实上，项目管理(project management)与变革管理(change management)所指的范围有所差异。变革管理是在项目管理的计划阶段所应做好规划的部分，针对项目执行过程中的“人”或“组织”所可能带来的影响，加以规划，使其能适应改变的过程，有助于推进项目的完成。简言之，项目管理偏重项目任务的规划，以技术面的细节为导向；但变革管理的计划，则是强调人和组织面的改变所可能对项目造成的影响，因此，需要针对可能的变量，拟好变革管理计划。图 6-7 是项目管理与变革管理的比较图，可看出二者之间的差异和强调之重点有所不同。

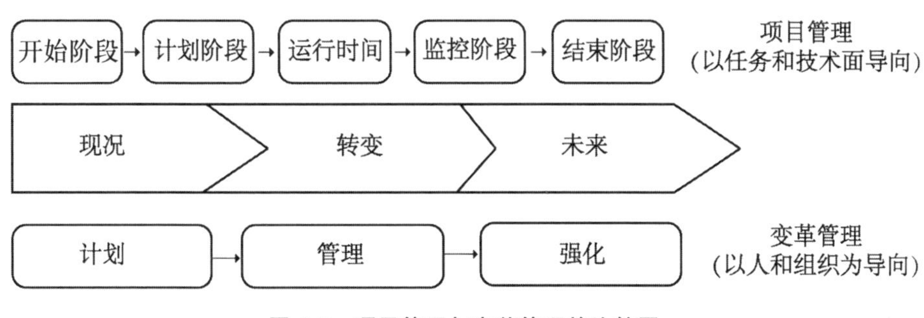

图 6-7　项目管理与变革管理的比较图

资料来源：作者整理。

变革管理也包括组织面的改变风险所可能造成对项目影响的评估，必须预先拟好计划。此外，组织变革对项目也会造成直接影响，有可能使项目的执行方法或流程变更，因此，在变革管理计划中，关于项目工作的“流程地图”(process mapping)，或称为“工作流程检视图”(business process review)就是必须预先规划的内容。流程地图可提供社区健康管理师及其专业团队作工作安排的依循，更有助于未来修正工作流程，使工作流程合理化并持续优化。更重要的功能在于当改变发生时，可检视流程地图作为调整的方向，并可比较前后的差异，了解变革对项目执行所造成的影响程度。

因应变化的需要，当项目执行过程中有变革发生时，相关的操作/作业计划(project logistics)也可能所有差异。因此，在计划阶段，也需要针对项目的操作/作业计划作更细致、周密的计划。相关的操作/作业计划常涉及细节的材料、品项的提供及社区居民个人资料的搜集等，在大型社区健康项目管理中，常运用项目管理的信息系统加以登录、储存、分析和应用。此外，项目执行过程中的许多书面纪录、计划安排、评估表单及各项会议进行的时程规划等，皆需要信息系统的整合、归纳和提醒。因此，在社区健康项目管理中，信息系统的应用和规划，也是计划阶段必须考虑的重点。

综上所论，社区健康项目管理的计划内容范围相当广泛，细节也十分庞杂，作为社区健康管理师，必须能够运用项目管理的方法，并结合到社区居民的健康管理工作中，透过社区健康项目管理的专业训练，敏锐地检视计划中各项任务和工作安排的“内在逻辑性”，各项工作必须能符合前后的一致性，而任务之间也具备执行的合理性。在计划阶段就能透过细腻的观察、讨论、反思和沟通的过程，觉察出社区健康项目在未来执行阶段所可能出现的变数，并及早因应之，才能防患于未然，达到计划的效果。

参考文献

PROJECT MANAGEMENT INSTITUTE，2017.A guide to the project management body of knowledge(PMBOKR Guide)[M].6th ed.Newtown Square，PA：PMI Inc.

VERZUH E，2012.The fast forward MBA in project management [M].5th ed. Hoboken，NJ：John Wiley & Sons.

WIKIPEDIA，2018. Project assurance. [EB/OL]. [2020-05-20]. https://en. wikipedia. org/wiki/Project_assurance.

第七章　社区健康项目管理的执行

当社区健康项目计划拟定完成后，就进入到项目管理的下一阶段——执行阶段。社区健康项目管理的执行，不仅牵涉计划的完整性、健康项目管理团队的发展成熟度、利益关系人的对应和管理等概念性的问题，更与技术面的执行密切相关，如沟通与信息的畅通性、面对突发状况的应变能力、对于管理工具的运用等。许多时候，社区健康项目计划做得周详而完整，但缺乏执行力或执行的技巧，缺乏经验或处理危机变化的反应力等，而使项目未能成功。甚至使原本立意良善的项目，也可能由于执行面的错误，而导致结果的失败，实为可惜。

因此，社区健康项目管理的执行，是社区健康管理师实践理想、落实项目计划的试金石，也是真正进入社区后，服务社区居民解决健康问题的真正考验的开始。“魔鬼藏在细节中”，在执行过程中许多细小的点，往往会影响执行的成果。因此，本章将针对社区健康项目管理的执行细节作阐述，期望有助于社区健康管理师及其专业团队在进入社区推动社区健康管理项目时，从理论中汲取重点，有助在实务工作上如鱼得水。

第一节　启动社区健康项目管理

进入执行阶段后，社区健康管理师及其专业团队作为项目管理者，必须思考从何开始着手。此时，计划阶段所做的规划就产生了重要的指引作用。然而，除了有计划的依循外，项目管理者也必须时时留意执行过程中的挑战和变化，并透过不断的反思及自我辩证的过程，思考项目推动的实际情况，能否达成计划时预设的目标和目的。毕竟，原本的计划无论做得再周详、再缜密，仍有所限制，它可能因为瞬息万变的外在环境而改变了原先预判的情况。因此，对于执行阶段的团队而言，绝不能仅是照本宣科或奉行故事的心态，必须能将社区第一线的情况，随时反映给组织及各个利益关系人，并在不违背计划原则的前提下，即是在管理者可控的范围内，做出执行层面的因应对策。

由此可见，社区健康项目的管理落实在执行阶段，也有层次的区分。意即，第一线的工作人员的执行必须按照社区健康管理师的计划，而社区健康管理师对计划的执行，则必须服膺组织团队在计划阶段所做的规划。在此，我们通常会将项目管理的任务区分为计划(program)和方案(project)。通常在中文的使用中，我们常将“计划”、“方案”和“规划”(plan)混用，并未做严谨的区分，然而，在执行层次上它们有所不同。

所谓方案，即是我们常称的“项目”，是指持续一段时间的系列活动或任务，它有具体的达成目标，为着达到组织的目的；而计划则是指组织的活动，为着达到更高层次的目的而整合一系列的项目。因此,计划所指涉的范畴较方案/项目的范围更广。从时间的跨度而言,方案/项目会有明确的结束日期,而计划通常会持续一段时间直到完成预设的循环,或达到计划预期的目标为止,而不倾向以特定的日期作为计划的结束设定。由于执行的层次不同,在计划中常纳入许多不同的方案/项目,计划的层次是高于方案/项目的。通常,方案/项目的执行者也会作为计划的参与者,以避免各个方案/项目各行其是,未能与整个计划相整合。同时,计划的结果往往也较为广泛,影响范围较大,因为它是由许多不同的方案/项目各自执行的结果所加总而成的影响。相较而言,方案/项目的结果则较为具体、明确,可以由预先规划的指标及考核标准加以检视和检讨,并作为未来修正的参考和依据。

最后,我们常用的“规划”则是可以通用于前述的计划和方案/项目中,所有的规划可视为其中的一个单元或元素,可以是独立性质的存在,也可以相互联结相关。在每一项的规划中,都有其各自的目标和产出,为着提供计划或方案/项目的需要。

在社区健康管理领域中,方案/项目常是一次性的活动,它包括了为着计划或服务的进一步推展而进行的试验性项目;而计划则通常是一项服务、介入或是一套活动方案,其目的是满足社区居民在健康和社区照顾上的需要。计划也会在执行过程中,视社区居民的需要和反应作动态的调整,因此,通常计划是设定在一段期间进行推动,它会借由一系列相关联的活动或介入达成其目的。举例而言,针对社区居民的健康饮食及活动的生活形态计划(program of health eating and active living,PHEAL),它在计划层次的执行,即强调针对社区居民中,为 2 型糖尿病的高风险族群为对象,目的在提供他们健康饮食的卫教指导和健康促进活动等观念;然而,在方案/项目层次的执行面,则会强调更具体的细节,如招募 50 位年龄介于 45 至 55 岁的社区居民,身体质量指数(BMI)超过 24 以上者,同时,又有不良的生活习惯,如嗜酒、吸烟、不爱运动、饮食重口味等,预计从 5 月开始至 10 月底的 6 个月时间,给予健康生活形态的讲座及卫教指导,此即在方案/项目层次的执行。因为具有这些特征者即为本项目所设定的高风险族群,故具有这些明确且特定的特质的社区居民,成为本方案/项目层次招募的目标对象,而方案/项目进行的时程也十分明确。由此可见,在执行阶段,分辨计划和方案/项目的层次十分重要,它关乎社区健康管理师及其专业团队的执行细节和侧重点的不同。

第二节　领导、动机与团队合作

在社区健康项目管理团队中,进入项目的执行阶段后,团队的合作、成员的动机与管理者的领导皆会直接影响项目执行的成败。领导(leadership)实际上就是影响力的运用。一般的观念以为,领导都是指上级对下级的管理,而权力是由少数上级掌握,多数基层就是服从命令而已。然而,管理学的研究发现,领导的概念远更为复杂,领导实为影响力运用的结果,凡是能对他人产生影响力者即构成领导行为。领导所能产生的影响包括:团队成员相互刺激与反应的动态历程,而且能诱发并促使成员接受其影响,达到万众一心、众志成城的效果,共同致力于任务目标的完成。因此,它不但包括了人员间交互的影响力,也有沟通、目标澄清、团结活动、形成向心力的过程。因此,领导绝不仅仅是上传下达的功能，它更在于影响他人使其合作无间共同趋向于他们所期望的目标。表 7-1 示意了领导与命令/指挥（command）的差异比较。

表 7-1　领导与命令/指挥的差异

领导	命令/指挥
1.靠知能运用	1.靠权势威胁
2.使人喜悦	2.使人厌恶
3.获致合作	3.强人服从
4.相互影响	4.单方跟随
5 思想沟通	5.权力使用
6.予以辅导	6.加以斥责
7.在前引路	7.在后鞭策
8.民主的	8.专断的
9.使人自信与热诚	9.使人心生恐惧与退缩
10.运用激励法则	10.使用制裁处罚
11.提高内生动力	11.旨在奉命行事
12.大家参与	12.首长独断

资料来源：作者整理。

在项目管理的执行阶段，一个好的领导必须产生影响团队的能力，产生整合、凝聚团队的力量，使团队具有高度的热忱和动机，同心协力地共同完成项目目标。行动学习（action learning）是一个很好的领导策略，有助于团队的问题解决能力、团队凝聚与持续的执行能力的提升（Revans，1982）。行动学习强调“做中学”的理念，在项目执行的过程中，让团队成员保持持续性、高密度的接触，以产生集中学习的效果，在密集的讨论和互动中，共同找出解决问题的办法，同时在过程中相互学习。因此，行动学习特别适合在项目管理的执行阶段加以应用，因为它本身就强调项目任务的实践过程，通过反复进行的、体验的过程，团队成员获得实际的实践性知识，也给予原本纸上谈兵的计划付诸实践的可能性。尤其是面对困难，如何找出对策与解决之道，行动学习更提出了其实践的逻辑循环，包括行动、反思、改进、（新的）行动等循环不断的方式，逐步推动项目任务的完成。

在项目执行阶段运用行动学习，对于社区健康项目管理至少有下列两方面的启发意义：

（1）项目执行过程中所遭遇问题的解决，是通过持续不断的尝试行动，逐步克服的。我们已知在项目计划的执行阶段，肯定会遇到非预期的突发状况，甚至意外的问题，然而，问题的产生并非阻碍项目的进程，反之，应将其视为尝试不同新的策略行动的机会和可能性。要产生这样积极的效果，并非完全依靠管理者的领导，而是团队成员透过行动学习的方法，采取“摸着石头过河”的权变策略，亦步亦趋，团队共同努力所能达成的。

（2）执行项目计划及克服问题的过程中，团队成员并非各自独立地、机械性地完成本分的工作，而是形成有机连带（organic solidarity）的相互合作，使团队能够借由项目的执行而更加紧密，形成更坚强的团队。因此，项目计划中正确的执行对于团队成员而言，并非“消耗性”（consuming）的工作，而应有“充能性”（empowering）的过程。

在项目的执行阶段中，团队的构成、凝聚及合作也是十分重要的议题。在社区健康项目管理的计划阶段，即应思考团队的组成成员，因应项目的特性及任务目标，来找寻适合的团队成员。若是以社区居民的饮食健康为项目服务重点,则团队中应招募营养师或能设计健康饮食菜单的专才成为团队成员。招募团队成员的方式,可以是正式(公开)的招募渠道,也可以是非正式(私下)的征询招募;招募的来源,则可以由原本组织中作内招,或是由组织外作外招,至于是内招或外招,则应视项目团队所需的专业人才性质及取向而定。若是内招,则需要考虑到对组织部门间的冲击或影响,避免造成组织内部因人事调动问题而产生的嫌隙或纷争;若是外招,则应考虑外部人才的合适性,及其所可能带入团队的效益。因此,无论是何种招募渠道,重点在于团队组建的过程中,管理者应有清晰的思路,设定好职位角色的分工,最好在招募计划中,说明具体的职务内容及任务期待,并透过公平公正的选拔,找到合适的团队人才,在通盘考虑团队成员的互补性与多样性后,调整出最佳项目工作团队。

形成团队后,执行项目计划时可能遭遇到困难和问题,而问题解决的技巧,也是执行过程中社区健康管理师及其专业团队所需具备的能力。问题解决的技巧有许多,无论这些问题的层面是在执行过程中的技术面、观念上,或是执行结果未如计划预期,或是环境外部的问题、团队内部的问题等,都需要管理者加以梳理后予以处理。项目管理者带领团队解决问题的技巧虽多,但共通的原则可归纳为下列数项:接受问题的存在、理性搜集事实、界定问题、了解问题原因、参与团队并讨论、形成解决问题的共识、规划并执行问题解决策略。麦肯锡企管顾问公司(McKinsey,Company,2019)指出,解决项目执行过程中问题的五大策略,包括:

(1)以事实为基础(fact-based principle):在解决问题前,必须先找到问题所在,问题的产生是必然的,但是是否能被发现或定义,则需要敏锐的观察和觉察。透过观察、体验或是讨论后发现可能的问题时,都必须基于以事实为基础的原则。有时团队成员提出的"问题",可能只是其预判的"担忧"或是根据其经验的"推测",尚未找到事实的根据。虽然未雨绸缪的态度是一种正确的工作心态,但是项目管理者一定要能冷静、清晰地明辨真正的问题,必须以事实为基础,才不致太快发展到后续的阶段,却没有解决真正的问题。

(2)MECE 原则(mutually exclusive collectively exhaustive):即"相互独立,完全穷尽",具有"互斥"且"周延"的特性。根据 MECE 原则,解决项目执行过程中的问题,可以将项目问题拆解为更细的工作任务或方法,而每一项工作间彼此是独立的关系,彼此也没有交叉或重叠的现象,这称为"互斥";不仅如此,当每一个拆分的任务都能完成时,则项目也就被完整地执行了,确保不会有任何漏掉的部分或项目内容,则可称为"周延"。因此,项目问题的解决,必须将问题做更细致的检视和拆解,确保对项目问题的细部理解,这些细部理解能够符合"互斥"和"周延"的原则,才能完整地把握好项目问题。

(3)逻辑树形图(logic trees):逻辑树形图是借由已知资料,找出具有关键影响力的变量,并建立树状的分类模型。透过树形图可呈现不同变量之间的顺序或因果关系,而逻辑树形图有助于进行资料分析与目标决策,帮助找出项目问题的最佳解决方案。实务运用上,它可以明确界定关于项目问题需要决策的重点;再者,它可以透过图形呈现问题的因果关系,及影响问题的重要相关变量;最后,透过相关变量的串联,形成树枝状的图形。借由树形图呈现出问题的分析后,针对问题的基本对策可作为"内部节点"(node),进一步延伸出分枝,成为许多的"树叶"(leaf),管理者就可以借由相互的比较,了解各改善对策的优劣，有助于问题解决策略的选择。

(4)设定假设基调(initial hypothesis)：设定假设基调是在尚未着手解决问题前，即先预设可能的解决对策，及解决对策实施后可能面对的问题及困难。意在确认解决对策之前，就预先假想过一遍可能的结果。乍看之下，这似乎是先预设了答案再找问题，其实不然，假设基调必须根据前述的事实资料，有推演的过程和完整的逻辑架构。因此，它更贴近于一种思维的模拟，透过相关事实的梳理，找出解决问题最关键的影响因素——关键驱动点(key drivers)，借由关键节点的突破，找到问题解决的最佳之道。设定假设基调的技巧，对于复杂的问题往往更具效率及实益，它更多地依赖于管理者的判断经验和对关键问题的敏感度，透过假设重要的关键驱动点，管理者不需要僵固地测试完全部的解决对策，而是一旦发现执行状况偏离假设太远，即原本的假设根本不符合时，就无须再进行下去，可以更快速地予以修正。因此，为团队在解决问题的决策上节省大量的时间和试误成本，更易迅速聚焦于可行的对策上。

(5)帕累托法则(Pareto's Principle)：意大利经济学家帕累托(Vilfredo Pareto)在1897年提出，他累积了多年的实务观察发现，在商业上20%的顾客，消费比重占店家约80%的营业额，此后，透过逐步扩大观察的结果发现，在许多领域里皆有同样的“不成比例”的现象，因此又称为80/20法则(80/20 rule)。如：公司里约20%的业务员，却能为公司带来80%的收益等。因此，帕累托法则其实在说明项目执行过程中的问题，其因果关系、投入和产出等，皆存在不成比例的不平衡关系，亦即，多数的问题，可能只会造成少许的影响；反之，少数的问题，却可能产生主要的、重大的影响。换句话说，当管理者想要解决项目执行过程中的问题时，如何运用帕累托法则，抓住那二成的问题，就可以较好地解决掉八成的负面影响。这不但启示管理者需要能够掌握问题的重点，更说明了问题解决的优先级。管理者应将注意力和资源，作更有效的安排和运用，在最有限的范围内，尽可能地解决能够产生最大影响的问题。

在社区健康管理的项目执行中，若是遭遇执行的困难或问题，可参考表7-2所列举之例子，了解如何将五大策略应用于实务工作中。

表7-2　问题解决的五大策略及实务应用之例

五大策略	重点/目的	实务应用
以事实为基础	找出问题	为什么社区居民的2型糖尿病盛行率偏高？找出人口结构、饮食习惯、家族遗传、工作及生活形态等风险因子的事实状况
MECE原则	澄清问题	潜在高风险的社区居民是指45岁以上、男性、BMI超过24以上者等。定义目标人口群时，做到筛选条件的互斥及周延
逻辑树形图	了解问题	当年度的上半年，社区居民定期回诊洗牙的人数下降的原因分析，如：自费部分负担调涨、替代洗牙的方式增加，如：消毒漱口水。将洗牙人数减少的事实，以树形图拆解成数项可能的原因
设定假设基调	反思问题	关于社区内青少年的抽烟问题，假设是以同侪间相互的影响为主要因素，那如何降低同侪间对抽烟的相互影响？或如何利用同侪间的相互影响，达到预防抽烟或戒烟？针对问题提出假设，并针对假设进一步作深入思考并提出解决对策，尝试应用根据此假设所得出的对策是否可行

续表

五大策略	重点/目的	实务应用
帕累托法则	解决问题	针对社区居民肥胖问题的健康管理，根据80/20法则提出解决问题的方案，如招募减重团体，透过减重团体的卫教、运动及饮食指导，掌握并运用20％的减重方法，达到80％的减重目标

资料来源：作者整理。

对于社区健康管理师及其专业团队而言，在执行项目的过程中一定会遭遇不同的问题，但更重要的是，不只是寻求问题的解决，而是在解决问题的过程中，使团队的凝聚力更加提升，形成更佳的团队战斗力，这才是项目管理者所应思考的重点。GRPI架构提供一个很好的概念，能在团队解决问题的同时，增进并发展团队的功能(Johnson，2010)。

GRPI架构包括目的(goals)、角色责任(roles and responsibilities)、过程程序(process and procedures)、人际关系(interpersonal relationships)。分述如下：

(一)目的

确认项目执行的目的，根据此目的，再设定各个项目目标。项目目标的设定应符合SMART原则，即专特性(specific)、可测量(measurable)、合理可行(attainable)、相关性(relevant)、时效性(timely)。专特性即在于目标的设定具有针对性，能完成组织的使命或项目的目的；可测量则说明目标执行的成果必须是可客观测量，才能评估目标的效益；合理可行则是借由目标的设定，确认目标并非凭空想象的理想状态，必须符合现实的条件或技术能力；相关性则指出项目目标必须与整个方案相关，并且与所欲解决的问题有所相关；最后，时效性则是目标的设定必须考虑执行及完成的时间点，才能达到目标设定的效果。透过一系列目标的完成，才能达到项目计划的目的。

(二)角色责任

针对团队成员中，每个人的特性及专长予以角色责任的分工，使团队成员能够清楚自身的角色责任，并能对团队及问题的解决提供可能的贡献。项目管理者的角色就是负责做好分工，以展现其领导能力。透过项目团队成员各自角色责任的履行，又能协调彼此的合作关系，顺利推进项目的执行，并克服或缓解项目执行过程中所遭遇的问题。值得注意的是，角色责任不仅强调团队成员各自的“角色”，更要求对角色的“责任”，意即，每位团队成员不仅要能清楚自身对项目的任务分工，也必须确实尽到自己的责任，包括与其他伙伴之间的相互合作及协助。因此，角色责任并非仅强调个人的角色，更需要从团队的观点加以检视。

(三)过程程序

过程程序是指在团队执行项目期间，组织或管理者对于团队采用的监控方式和治理工具，目的在于克服团队执行任务过程中决策、控制、协调与沟通的困难(Wong，2009)。因此，此处所述过程程序，不仅指标准化的工作遵循规范，更是指工作流程(procedures)必须要支持团队的目标，更要使团队成员间的互动和协调能够顺畅。在GRPI团队发展的过程所关心的重点包括三种：沟通过程、决策过程及冲突管理过程。尤其当项目团队在执行阶段遭遇问题时，必须澄清问题的本质是否源自沟通的过程，抑或是决策过程缺乏慎思明辨，而当冲突发生时，团队是否有良好且完整的机制可以管理冲突的过程，不至于酿成更大的问题，或造成项目团队执行过程中的损耗。因此，过程程序也是影响团队问题解决及团队发展的重要因素。

（四）人际关系

在项目团队中的人际关系是团队解决问题并谋求发展的基石（corner stone）。人际关系的良好经营，将有助于团队凝聚和发展，对于问题的解决和缓解也较易产生正向的团队氛围和相互信任、支持、鼓励的气氛，有助于团队的合作和沟通。然而，若是太过强调团队的和谐或侧重经营人际关系，也可能致使项目团队偏失了目标，或是产生了“群体思维”（group thinking），而使项目团队的决策太过单一。因此，正确且成功的人际关系经营，必须是建立在正向鼓励团队成员，具有创新的思维与包容多元意见的前提之下，相互尊重彼此的意见和专业。同时，应避免拉帮结派，不坐视团队成员互搞小圈小派等小动作，才不致使人际关系的经营伤害到项目团队的发展及任务目标的达成。

针对 GRPI 架构的运用，社区健康管理师及其专业团队应了解它有助于团队解决问题的同时，亦能增进并发展团队的功能。然而，在执行层面上，此架构的四个面向可排序为一个“倒金字塔”，并依此作为团队讨论问题及凝聚共识的策略。图 7-1 显示，一个功能运作较为良好的项目管理团队，在执行阶段遭遇到困境时，会优先讨论并反思问题的归因及可能的解决对策，是否与组织或项目的“目标”有关，或是如何使问题的解决有助于组织或项目目标的达成；更胜于对其他面向的讨论和关注。相反地，一个功能不佳的项目团队，则更倾向于从“人际关系”去寻找可能的原因和答案。事实上，除了人际关系，仍有其他诸多面向的问题是更极需优先反思及探讨的。因此，GRPI 架构的运用应注意其优先顺序，才有助于团队问题的解决及团队发展的效果。

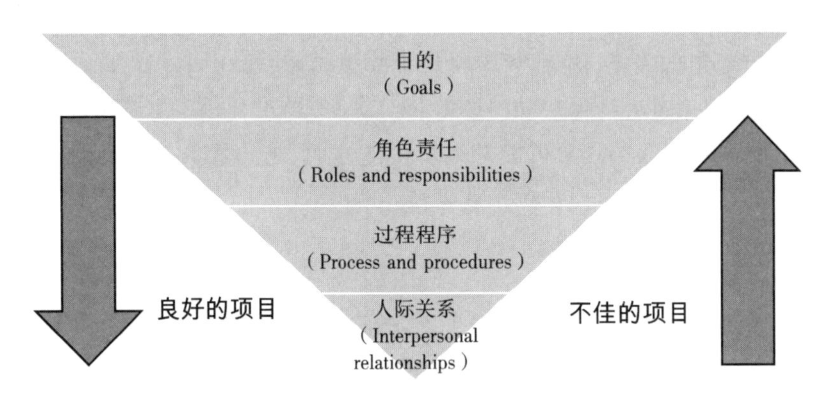

图 7-1 GRPI 架构在项目团队管理中的运用

资料来源：作者整理。

第三节 产生持续性的改变

一、持续性改变的重要性

社区健康项目管理的推动,往往就是为了产生创新的健康管理方法,解决社区居民的健康问题。因此,运用社区健康项目管理本身,就是导引组织及健康管理计划趋于改变的历程。通常为了执行社区健康管理的项目计划,无论是组织或是团队,都必须面临一些改变和调整,而项目执行的结果,又是为着组织、项目团队及社区居民的需求,期待其能做出更进一步的改变。因此,社区健康项目管理的执行,也可以看作是为了产生持续性的改变。

虽然执行阶段中,本就会有许多迥异于计划阶段的变化,而项目执行结果也倾向带来社区健康照顾的创新性改变,但不可否认,持续性的改变无论对组织、项目团队、利益关系人,甚或社区居民而言,皆是一种挑战,甚至也可能招致抗拒改变的反作用力。因为组织及人类行为皆有其活动惯性,并且倾向于依照既定的、已知的经验来做事,久而久之就使得工作流于奉行故事,缺乏创新精神及探索和解决问题的热忱。因此,在健康管理领域中导入项目管理方法的价值,也正在于此,可为组织及社区健康管理团队提供创新的思维,并尝试找出更好的健康管理策略。

社区健康项目管理的执行欲产生持续性的改变,就需要注意所谓“变革疲乏”(change fatigue)的问题。变革疲乏主要来自两个层面,一是关于组织文化(organizational culture);另一是来自改变计划(change plan)本身的缺失。分述如下:

(一)组织文化层面

变革疲乏反映出一个组织的文化,缺乏动能与热忱去面对改变,会形成抗拒变革的组织文化的背后因素相当多元,例如,曾经失败的变革经验、保守的经营理念,甚或是找不到变革的方向,只好因循过去的做法和经验等,都反映出组织文化不愿意讨论变革或是实施变革计划,因此,变革疲乏的现象可能是组织整体性的、结构性的一种现象。它常会伴随组织士气低落的现象,或是有一些抗拒改变的消极抵制做法,往往也会导致项目管理在执行面上的失败。

(二)改变计划层面

在项目管理的计划阶段,我们曾指出“改变计划”也是计划的重要内容之一。若是改变计划的设计不佳,也可能导致改变疲乏的问题。改变疲乏的现象,主要是肇因于下列几个因素,如缺乏铺陈与计划,突兀地导入改变、缺乏与内部及外部的沟通、牵连太广缺乏层次性、未预留容错空间等,这些都是在执行项目时,可能导致项目团队无法配合改变计划,甚至对改变产生抵触情绪的主要因素。由此可见,追求持续性的改变是项目管理的目的之一,但是在执行层次上必须更加谨慎而细致,尤其是改变计划的拟定绝不可等闲视之,才有可能于项目执行时逐步实现改变的目的。

借由执行项目产生持续性的改变,除了借由鼓励赞助者、利益关系人、团队成员及社区居民的参与(participative approach)外,亦可以透过四种方式的运用,产生持续性的改变。参与途径可以使持续性改变成为主观的期望，而非客观被迫不得不为的结果，这在心理层面上较易产生对组织和项目的认同感并提升自主性(Stace，Dunphy，2001)，因此可以产生持续性的改变。而四种方式则包括(McElroy，1996)：(1)教育和沟通——以组织和项目团队的需要来说服相关人士；(2)人员参与改变过程——透过管理者的参与，协助团队界定改变的目标和方向，有助于推动持续性的改变；(3)管理介入——透过管理技巧要求项目的成果，这些要求的成果推动项目团队，必须持续地作出改变，才能满足所要求的内容；(4)命令和法规——给予明确的指示，要求项目团队持续地作出改变。上述四种持续性改变的运用，可视项目团队的情形和实际需求，交互使用。项目管理者可在持续改变的过程中，不断再进行修正，达到组织与项目方案持续优化的目的。

二、对“抗拒改变”的理解

人们对于未知的事物，总是抱持着怀疑与恐惧的心理，因此，抗拒改变其实是一种自我保护的机制。“抗拒改变”(changing resistance)是一种普遍存在的现象，作为项目管理者应要能理解，并以适当的策略加以因应，化解各面抗拒改变的压力，使项目能达到持续性改变的目的。项目管理者必须运用前述沟通的技巧，引导改变过程中的相关人士思考两个基本的核心问题：(1)这样的改变对个人有何意义？(2)改变所带来的负面结果，真的会发生吗？借由第一个问题的省思，有助于客观地分析项目执行和介入过程所带来的改变，对于个人的影响为何？并且进一步有助于比较改变前后的差异，及其与团队任务达成的意义比较。借此，能够将个人对改变所带来的冲击，转化为对团队及项目目的的重新评价；第二个问题，则有助于澄清并化解个人许多无谓的想象或对未知的担忧。事实上，许多改变的困难所在，并非来自改变本身，而是对于改变后所带来的其他影响有太多不确定性，因此保守的策略就是抗拒改变。若是项目管理者能引导团队成员及相关人士冷静地思考或检视上述两个核心问题，则有助于变革的推动，最起码也可展现出项目管理者愿意倾听和沟通，并且寻求变革共识的决心。

针对抗拒改变的情况，可依据有无意识性(conscious/unconscious)及隐性/显性(covert/overt)作为两轴，交织为四个象限，包括：有意识的/隐性的—怠工者(saboteur)；无意识的/隐性的—残存者(survivor)；无意识的/显性的—丧尸者(zombie)；及有意识的/显性的—抗争者(protester)。如图 7-2 所示。

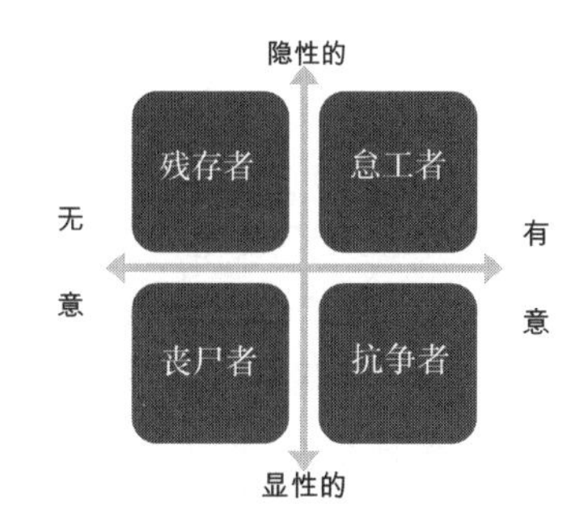

图 7-2　抗拒改变的类型与因应对策

资料来源：作者修正自 O'Connor，C.A.(1993)。

针对四种不同类型的抗拒改变者，项目管理者可因应其不同的特性，采取不同的对策。分述如下：

（一）有意识的/隐性的—怠工者

有些团队成员的抗拒改变，是有意识性的，但采用消极的、隐性的态度，则称为“怠工者”。怠工者不会明显地反对改革，但是会有意识性地避免、抵制或不配合相关的改变，甚至成为隐藏的破坏者，影响改革的进程。面对怠工者，项目管理者应了解其反对改革的意识为何，是否对变革存在怀疑或质疑的态度。项目管理者可以提供明确的证据或具说服力的理由，支持变革的主张，并加强沟通，使这些隐性但有意识的反对者，打消其对变革的质疑，并积极调动其参与变革的热忱。

（二）无意识的/隐性的—残存者

这一类的抗拒变革者，只着重于自身的生存问题，如职位、薪资、福利等，是否会受到变革的影响，他们也是隐而不显的，但有可能会无意识地成为抗拒变革者。尤其是当改革可能冲击到他们原有习惯的工作模式或形态时，则更倾向于保护自身的利益，在变革中以残存者自居。面对残存者，项目管理者应做好关于变革的沟通和宣传工作，尤其是了解残存者的心理状态后，必须积极地去化解其对变革的误解。管理者需传达出如是讯息：变革并非针对性地限于某人，或仅作某职位的调整，项目或组织必须变革的原因及影响乃是全面性、经过通盘考虑的。若是个人能够积极地配合并调整自身的状况，尽快适应变革，将更有利于个人职业生涯发展。借此取得残存者的认同，并积极转化其无意识的抗拒，使其愿意主动参与变革，并与改革合作者。

（三）无意识的/显性的—丧尸者

某些人对组织或项目所带来的变革并无意识的抗拒，但是其行为表现又很明显是在拖延或是并不情愿接受改革所带来的变化，因此成为“丧尸者”——意即无意识的/显性的特征。他们并非刻意地去反对变革，但是由于抗拒心理或是对改革漠不关心，常会采取消极、冷淡、退缩及事不关己的行为，则呈现出显性的抗拒变革。这种回避变革执行的态度，使丧尸者缺乏投入项目任务的热忱，也就失去了参与项目的目标和目的性，使其如同丧尸般地存在。项目管理者面对丧尸者，必须了解其漠不关心变革的根本原因，在于其缺乏“兴趣”。因此，如何引发人们对于项目任务的兴趣，或是在执行项目的过程中增加趣味，使人们对于项目或组织的变革能够更加投入，而非更无感或冷感，则是项目管理者必须面对的课题。

（四）有意识的/显性的—抗争者

有意识的/显性的特质，会成为抗拒变革中最鲜明的抗争者角色。他们是真正的、明确的反对组织或项目的任何改变，并不仅在态度上，也在行为上表现出坚决的反对。因为他们具有明确的反对意识，又有明显的抗拒改变行为特征，因此被称为抗争者。对于抗争者的挑战，项目管理者将发现沟通与说服难以见效，只能尽可能地减少变革过程中的失误或犯错次数，并强调变革所能给组织及团队项目带来的益处，避免在改革过程中，被抗争者抓到改革失误的小辫子而陷于被动；同时，也可以借由对变革的正面宣传，化解抗争者在变革过程中的反对力道。

针对项目的持续变革，项目管理者应保持倾听的态度，尤其是针对抗拒变革的相关利益关系人。透过倾听,才能够扮演好沟通的角色,缓解及降低抗拒变革所带来的冲击。实务工作中,社区健康项目管理的执行阶段,可能在面临变革的时候,抗拒变革的力量也会同时发生,就如同作用力和反作用力之间的撷抗关系般,使得无论是组织或是项目的变革进程,常呈现曲线的拉锯关系,而组织和项目也就在曲线的变化中,逐渐达到变革的目的。由此可见,对于社区健康项目管理而言,变革并不强调于进程的快或慢,重点乃在于保持其持续性的变化,使得项目计划的执行能随环境及需要而逐渐调整,持续进步。

第四节 社区健康项目管理工具的应用

在社区健康项目管理的执行阶段,我们常会运用一些有效的管理工具,加强对项目执行过程的监管、控制及品质。同时,项目管理团队也会运用一些方法和技巧,来推动项目的执行。本节将根据项目管理的铁三角(iron triangle)架构,说明并探讨项目执行过程中的任务品质、时间规划和预算控制三个方面会应用到的管理工具。

一、任务品质

在一个复杂且耗时长久的社区健康管理项目中,如何确保执行每一项任务活动时的品质,直接影响到项目目标和目的的达成。通常项目管理团队会运用“工作分解结构”(work breakdown structure,WBS)技术,将项目执行过程中的每一项内容加以分析,分别把关其任务、结果及时间的掌握。工作分解结构(WBS)是一种项目执行的工具,由项目管理团队有意识地、积极地将原本宏大的项目目标和目的,拆解成有意义的、相互连动的小部分,借此可以逐步完成工作,达到阶段性的里程碑(Kloppenborg,2009)。运用工作分解结构的好处,包括:可以积小胜为大胜,并能借由阶段性任务的达成,检视工作的方向性及团队的协调性,并增进团队达成目标的信心。当原本宏大的目标分解后,也可以按部就班地依序完成工作,使团队更有节奏地推进工作进度,而不必同时间投入大量资源造成混乱、闲置或浪费。

工作分解结构的特征如下:

(1)它必须按一定的逻辑加以分类,逐层分解各项工作。愈分解愈细致的结果,能和项目团队成员的日常生活相互结合,意即将原本的工作分配至每位成员的日常生活中加以执行,才算是分解到最小单位,并确保工作能被执行。

(2)工作分解结构的分类,除了按照“合同”规定(contract work breakdown structure,CWBS)、组织(organization breakdown structure,OBS)、资源(resource breakdown structure,RBS)等,也可以用“交付成果”(deliverables)为导向,进行项目工作的分组。无论是按照怎样的逻辑将工作加以分类,它都必须要有清楚的归纳原则和操作定义,并在范围上能够包括项目的整个工作内容。在分解的层次上,每分解一层代表对项目工作的更详细的归类和定义。

(3)工作分解结构采用树状结构进行分解,每一项任务分解到最低层次的项目可交付成果,称为工作包(work package),且必须明确对应到个人去完成,或是由唯一的一个部门或承包商负责。每一项活动都必须明确对应到特定的人或部门、时间和资金的投入，并定期检视。若有需要，工作包也可以“委托包”(commitment package)的形式，委托其他的部门或组织完成。工作包的定义应考虑80小时法则(80-HourRule)或两周法则(Two Week Rule)，在每80小时结束时，回报该工作包是否完成，借以控制执行的进度(Kliem, et al.,1997)。

工作分解结构关乎项目任务品质的关键有二(Hill,2010)：第一，它是一种工作任务拆解的工具，它会依照项目的交付成果予以分类，因此，随着各个交付成果的达成，自然地就完成了项目的总体目标和目的。故此，它可以精准地确保项目的交付结果被落实并达成，则项目计划执行的品质也就水到渠成。第二，工作分解结构可以由上而下(top-down)拆解工作任务，也可以由下而上(buttom-up)检视工作的完成度，因此，它也是一种确保项目任务执行品质的方法和技术，依据不同的任务类别，依预定的时程加以检视、监督和管理项目的执行品质即可确保和提升项目整体的品质。

二、时间规划

时间规划是项目计划的重要构成部分，每一项交付成果及项目任务，都应有具体且明确的时间规划。时间规划包括时间的开始点及结束点，而在每一项任务执行的过程中，其里程碑的达成也应定具体的时间(Kliem, et al.,1997; Martin,2002)，透过时间的规划与设定，不仅能够追踪项目执行的进度，更能确保项目执行的品质与预算控制。因此，时间的规划不仅在计划阶段需要预估，在执行阶段更需严格管控。

在项目的执行阶段，关于各个任务与工作的时间规划，项目管理者必须有清楚的认知：首先，各个任务与工作的时间耗用必然会因为任务本身的难度而有差异，因此，管理者不应期待每项任务在执行上的时间都是相同的。相对地，针对项目任务中一些较具挑战性的、困难性的，以及需要花时间攻关的任务，必须多给予时间及相关的支援，以促成该任务的达成。其次，管理者也需要考虑到任务执行者或执行团队的经验、背景、专业性及能力等因素，对不同的执行者而言，完成一项任务所需要耗用的时间也可能有所差异，因此，在任务执行过程中，将每个人所需要花费的时间都视为一致，是不切实际的期待。管理者必须在执行阶段很务实地考虑不同执行者的差异因素。最后，管理者也需要考虑到每个工作任务所需要的资源、财务支持及专业技术皆有差异，因此，在执行时间的设定和规划上，也应考虑各子任务所能运用的各项资源和支援，作为时间规划的参考。管理者不能忽略上述因素对任务工作执行的时间耗用所造成的影响，而偏离项目实际执行的可行性。

在时间规划的考虑中，管理者也常犯下高估了单位时间所应有的产出的问题(Roberts,2011)。有一些时间成本(时间也是成本的一部分)是项目执行过程中必须付出的代价，但是它并不会直接地反馈在工作的成果上。即，执行过程中的“沉没成本”(sunk cost)，它是一种已经付出了，但不可回收的成本。例如，社区健康管理项目欲在社区中推广时，社区健康管理师及其工作团队已经在社区驻点，或是进行许多志愿服务工作，目的是使团队能更熟悉社区，并与社区居民建立更友好的关系等。这些工作及任务本身，并非社区健康管理项目中的任务，但为了顺利推动项目，已付出了时间及人力等成本，而这些付出不会直接反应在项目的交付成果中。即便如此，这些活动及任务仍是要耗费社区健康管理师及其工作团队的时间，而这些时间耗用的成果，难以被实际估算或计入项目成果。因此，管理者必须具备此概念，为实际执行的时间预留一些缓冲或前置时间，同时也必须随时检视工作任务执行过程中，有哪些时间是不必要耗费的，可精简时间以提升项目执行的效率。

实务工作中，社区健康管理师及其工作团队常运用“甘特图”作为项目时间规划的工具(如图 7-3)。甘特图是将项目的工作任务分解后，依序列于图表的左列，在每一个交付成果之下，可以再列出更细致的工作任务。工作任务分解的原则，可以依据前述工作分解结构的方式加以拆解，也可以依据项目中重要的里程碑，或是交付成果加以拆解。重点在于使甘特图的左列目标必须清楚、明确，并能够以执行时间作为规划原则。列出左列的工作任务后，即应明确详列每项工作任务所需耗费的时间，通常是以工作日为单位。若是项目运行时间跨度在数个月之间的情况，甘特图的进度也可采用“周”为单位；若是较为大型或跨越几个年度的长期项目，则可以“月”为单位，应视项目的性质和规模而定。

No.	工作任务	期间（天）	4月	5月	6月	7月	8月	9月
1	文献搜集	20						
2	社区调查	45						
2.1	问卷设计	15						
2.2	专家意见	10						
2.3	问卷调查	30						
2.4	深度访谈	5						
⋮	（省略）							
7	资料分析	15						
8	撰写报告	65						
8.1	报告架构	5						
8.2	完成初稿	35						
8.3	校稿/完稿	25						
9	缴交成果报告	1						*

图 7-3　甘特图的范例

资料来源：作者整理。

三、预算控制

预算控制对于社区健康管理项目的执行而言，就是预测、计划并管理财务资源的流动，尤其是现金流入(收益)与现金流出(支出)的变化(Van Horne，1998)。在执行阶段透过预算的控制不但能掌握项目计划执行的进度，更能了解相关资源的配置情形，并能作为未来评估及考核的重要依据(Day,et al.,2004)。理想的预算控制不仅能在预计的财务规划下,在恰当的时间内完成任务,更能作为控制风险、降低项目执行成本的工具,而收益与成本支出也能相等,达到被称为“平衡预算”(balanced budget)的状态。

在项目执行时,预算的控制主要必须列出收益和支出的项目(revenue and expenditure items)。支出的主要大类中,可粗分为人事费与业务费,而收益和支出的总量,则通常以现金流(cashflow)为准。人事经费支出往往是项目预算中占比最高的项目,尤其是在劳务型的项目计划经费中,人事费比例常占到总预算的60%以上。因此,在预算控制上,人事成本的估算十分重要。人事费的支出与人力资源的规划和安排有密切的关系,若是项目运用的人力多为专业人员,具有充分的实务经验和资历,则人事成本也会偏高;相对的,若是项目执行多为半专业或非专业人力完成,或依任务工作的性质及项目计划的周期,采用弹性的人力安排和调度,如采用补充性人力、兼任人员、临时工、钟点工等,则可降低人事成本的支出。然而,人力资源的优劣丰寡,也将直接影响项目的执行和成果,因此,项目管理者必须透过预算控制,在人事成本和项目成果之间取得平衡。

在支出的成本中,除了人事费、业务费之外,还可能有器材设备等费用为大宗支出,通常被称为“资本门”,与前述所提及的人事费与业务费等“经常门”相对。资本门的费用项目主要是指项目执行中所需要的设备、仪器、器材、建筑物等,甚至许多大型的固定资产也属之。这些项目的经费支用通常金额较大,使用年限也较长,或是不仅限于单一项目的使用,有可能与数个项目共同使用,因此在列入经费执行中,常会按年度作摊提折旧的说明,以实际呈现每年项目的支出成本。尤其是在跨越多个年度的大型项目计划时,资本门的费用常占到预算经费的较大比例。

预算控制的四个基本的原则,分述如下(Dobie,2007;Martin,2002):

(1)可配置性(Allocable):意指项目中的每项成本,都应有可配置及对应的项目,遵守可配置性具有预算控制的意义,可避免虚报、浮报或漏报各项成本的效果,并使每一笔经费预算,都能明确地追踪到其用途。

(2)可允许性(Allowable):经费的编列与支用,都必须符合法规及单位组织的规定,能被制度规范所允许,故称为经费的可允许性。若是项目计划的经费支出不能符合可允许性,则可能致使经费的使用违法违规,从而导致项目终归失败。

(3)合理与必需性(Reasonable & Necessary):项目经费的编列与支出,必须通过合理与必需性的考验。合理与必需并非由项目管理者个人主观意志所决定,应基于实证资料或是以事实为基础的检视,才能确知某项项目经费的支出是否为合理且必需的。这是预算控制中较难掌握的部分,也是对项目管理者的专业职能和管理技巧的重要考验。若是将合理与必需性的标准放得过宽,则可能导致预算控制过松而有经费滥用的情形;反之,若合理与必需性的标准过严,则预算控制较紧,也可能导致预算执行不力,或是项目难以推动的困境。

(4)一致性(Treat consistently):为着相同目的的支出,项目经费在归类上应保持一致性,如在项目中某些科目预算归属于直接成本的范围,则此科目预算应一直保持直接成本,而不要在同一个项目中,突然又将此科目预算变成了间接成本。因此,项目经费表的编列是必须用心归类各个科目的经费属性,而在归类各科目的经费属性的同时,管理者也将项目的执行计划拟于胸中，故此，预算控制不仅是管钱，更是借由财务的管理，梳理并监控项目计划的执行。保持项目中科目预算归类的一致性，可以确保经费及资源投入各项任务和工作的准确性，不至于错误投资或重复投资，并可以此作为未来项目交付成果评估考核的参考。

第五节 小 结

本章从社区健康管理项目的执行阶段开始，说明项目执行过程中所可能面对的问题及解决执行过程中问题的方法和工具。项目在执行过程中出现问题是正常且自然的，然而，面对问题并以适当的管理技巧解决问题，才是项目管理者不可回避的挑战。面对执行过程中，组织内外部及利益关系人的抗拒改变心态，管理者也应有所掌握和分析，并以合适的方式予以应对，使持续性的改变得以发生，至终能完成项目的目标和目的。而且，在项目执行的过程中，也不离项目管理的基本要素：品质、时间和成本。因此，社区健康管理师及其专业团队可以透过多项工具的使用，确保项目执行过程的顺利进行。

在本章中检视了项目执行过程中的诸多细节，下面一章我们会更进一步探讨，在执行过程中的监控和管理的需要，透过对社区健康项目管理的控制，逐步达成项目的预期成果。

参考文献

DAY G E, VISAWASM G, BRIGGS D S, 2004. The budget and financial control [M]//COURTNEY M, BRIGGS D S: Health Care Financial Management. Sydney: Elsevier: 174-190.

DOBIE C A, 2007. Handbook of project management: a complete guide for beginners to professionals [M]. Sydney: Allen& Unwin.

HILL G M, 2010. The complete project management methodology and toolkit [M]. Boca Raton, FL: CRC Press.

JOHNSON J, 2010. Get a GRPI on six sigma teams [EB/OL]. [2020-04]. http://www.isixsigma.com/implementation/getting-started-implementation/get-grpi-six-sigma-teams.

KLIEM R L, LUDIN I S, ROBERTSON K L, 1997. Project management methodology: a practical guide for the next millennium [M]. New York, NY: Marcel Dekker Inc.

KLOPPENBORG T J, 2009. Contemporary project management: organize, plan, perform, Mason [M]. OH: South-Western Cengage Learning.

MARTIN V, 2002. Managing projects in health and social care [M]. New York, NY: Routledge.

MCELROY W, 1996. Implementing strategic change through projects [J]. International journal of project management, 14(6): 325-329.

MCKINSEY, COMPANY, 2019. How to master the seven step problem solving process [EB/OL]. (2019-09-13) [2020-04-01]. https://www.mckinsey.com/business-functions/strategy-and-corporate-finance/our-in-sights/how-to-master-the-seven-step-problem-solving-process.

O'CONNOR C A, 1993. Resistance: the repercussions of change [J]. Leadership and organization development journal, 14(6): 30-36.

REVANS R W,1982.The origin and growth of action learning [M].Brickley,UK:Chartwell-Bratt.

ROBERTS P,2011.Effective project management [M].London:Kogan Page.

STACE D, DUNPHY D, 2001. Beyond the boundaries: leading and recreating the successful enterprise [M].2nd ed.Sydney:McGraw-Hill.

VAN HORNE J,1998.Financial management and policy [M].11th ed.Upper Saddle River,NJ:Prentice Hall.

WONG Y,2009.Engineering management [EB/OL].(2009-10-22)[2020-04-07].http://algeri-wong.com/yishan/engineering-management.html.

第八章　社区健康项目管理的控制

社区健康项目管理在付诸执行后，即需要加以管制(control)和监控(monitor)，在英国系统的项目管理理念中，倾向于将项目管理的控制视为运行时间中的一部分，因此并不会将其独立划分出来，形成一个独立的阶段；相对地，美国系统的项目管理理念则倾向将其视为单独讨论的重点，虽然对项目管理的控制是发生在运行时间中，但管制与监控并不完全等同于执行，故有深入探讨和分析的必要性。

运行时间中的社区健康项目管理计划，就是在规划、监控和管制中不断循环的过程。规划社区健康管理的实施方案，确认执行的进度并将实际执行的进度与原初规划的内容相比较，以修正执行的进度或发现新的问题，然后再针对问题做新的规划以符合项目执行的需求，如此反复循环的过程就是项目执行的重点，因此，监控和管制在运行时间中也扮演了重要的角色。若是没有监控和管制，则执行就仅是照章办事，成为机械性的动作，无法确保执行过程是否精准到位。执行中遇到的困难也难以实时反馈或加以修正。因此，若将项目的执行譬喻为大海行船的动力，那监控和管制就像是行船掌舵，它具有定位和调校的功能，虽然不能取代执行所给予前行的动力，但是透过管制与监控，能确保前行的方向并能及时做出修正和调整，确保项目执行能抵达成功的彼岸。因此，在项目管理的运行时间中总是不能缺少对项目的管制和监控。

综上所述，我们可以理解社区健康项目管理的控制是发生于运行时间，但由于它本身的性质、运用工具和技巧与相关影响等，并不仅是执行项目而已，故我们仍有需要以本专章加以讨论和介绍。

第一节　控制与监督的需要和原则

在社区健康项目管理的执行过程中，必须依照社区健康项目管理的计划，尤其是原本的项目期程(project chart)加以检视，确保项目在执行过程中没有偏离原本的路线和方向。监督和控制的重点包括：项目任务的进度(可透过执行任务所耗费的时间与预计时间的比较，确保项目推动进度；或是透过任务项目占总工作量的完成比例，来呈现项目任务推进的速度等)、人力配置的效益性(可透过每周人力投入与产出的比较，了解人力资源发挥及贡献的状态等)、项目阶段性的交付成果(可透过数量呈现多元的项目交付成果等)、工作时数及工作完成的比例(将实际投入任务项目的单位人力和时间加总成为某项目任务的总工作时数，并以之与计划的预估相比较)，及顾客的满意度或项目执行过程中重要的里程碑的达成等。上述这些项目皆是执行过程中，需要予以控制和监督的重点所在。

监督是在项目执行过程中，管理者随时检视项目执行的方式及结果是否符合计划的一种手段；控制则是确保执行不偏离计划的方法，或是当执行有所偏差时，调整执行的策略，使之回到计划预期的正轨上。因此，监督与控制必须定期检视项目执行过程中的“偏差”(variances)，即其与项目计划不相符合之处。由此可见，管理者不但需要熟悉项目管理计划的内容，对于设定的标准及任务期待也必须十分了解，同时，具有运用适当的方法和工具的能力，能实施执行过程中的监督和控制。例如，许多社区健康管理师及其专业团队，会运用自行设计的系统或文件格式，搜集相关的数据并作为分析检视的工具。形成项目现况报告表(project status report)、请求变革表(change request form)等(参见附录1、附录2)。借由这些数据的搜集与整理，项目管理者更容易将项目的监督和控制工作做好。

一套良好的监控系统应能符合下列几项原则：可视性(visible)、精确性(accurate)、可靠性(reliable)、真实性(valid)、时效性(timely)、诊断性(diagnostic)及预判性(prognostic)。更重要的是，它也必须依据社区健康管理项目的需求，作适当的修正和调整，以“量身定做”的方式设计成适合于该项目管理的监控策略，因人、事、时、地、物而有所差异。因此，监控绝非照本宣科地照章办事，它不但牵涉组织的制度设计，更与项目团队的管理艺术相关。

举例而言，一套良好的监控系统虽然包括了精确性的要求，然而，若欲做到精准的控制，意味着必须时时刻刻、巨细无遗地搜集所有的数据，这在项目执行的过程中不但十分耗时耗力，甚至可能造成团队成员心理上的抵触和反感。即便现在科学技术十分发达，可以透过许多科技手段达到时刻监控的目的，但搜集来的大量资料，若非经过筛选、分析和进一步的处理，只是徒增数据存储的管理成本；再者，也可能使受监控者，通常是项目执行团队或项目服务对象的隐私受到侵害或造成心理上的不信任感等非技术性的问题等。由此可见，监控系统虽然期待能做到精确性，但它仍有限制，如何精确拿捏监控的项目和范围则是项目管理者必须思考的议题。

事实上，关于项目管理监控的精确性，应是指对重要且必需的讯息加以搜集的过程和内容，必须符合精准的要求，但并不是针对所有执行过程中的一切讯息都加以精确搜集。因此，什么变量或数值才是监控过程中所需精确搜集的内容，却又不妨碍团队成员对项目的执行工作，则需要透过不断地实践和反思才能获知。基本上它要能符合前述“重要且必须”的原则，意即此变项对于项目执行过程的监控是重要的而且是必需的，才能列入监控变项的考虑(Meredith,Mantel,2012)。举例而言，管理者应该着重于项目执行的重要里程碑或特定任务的达标率，更胜于关于项目执行过程中，团队成员进行活动任务的频率或次数，如举办多少场的会议或讨论多少内容等。

由此可知，监控的重点也可以着重在项目的阶段性成果，即项目的交付成果；或是将监控的重点放在执行的过程细节中，二者都有其意义与特性，我们将在第三节中作进一步的探讨。

社区健康项目管理的监控就是要确保项目在运行时间中能按照原定的项目计划来执行。然而，当监督发现到有所偏差，而控制也尝试调整了偏差问题时，对于管理者而言，仍必须做更进一步的检视，即是否仅透过执行的调整来修正偏差的问题，抑或是必须思考其他变量的影响,向组织单位或利益关系人提出变革的请求。所谓变革有可能是指计划的变更,也有可能是应执行的标准或方式做调整,来消弭执行与计划间的偏差问题。除了项目阶段性成果的监控外,常在项目管理中发现偏差的部分就是时间进度及预算经费。因此,变革请求的内容,也可以在项目的交付成果、时间进度和预算经费之间,作平衡及调整,变革请求的提出就是为着顺利推动项目的执行,并在各方能接受的范围内,达成项目的目标和目的。

综上所述,社区健康管理项目的执行过程中,监控的程序是不可或缺的。监控不仅是管理工具,也涉及管理艺术。良好的项目执行监督和控制,将可适时地修正并调整项目的执行重点和范畴,管理者可在项目的交付成果、时间进度及成本预算间,调整各项参数,使执行能更为顺利,并能符合项目计划的默认和期待。不仅如此,社区健康管理的项目执行监控内容,必须符合重要且必需的原则,以利于项目目标和目的的达成,而不至于空费监控的成本,造成项目执行的无效率。下一节将借由项目品质、风险和评估三方面的监控,说明在社区健康项目管理中应该监控的重点所在。透过项目运行时间的品质的监控、风险的监控和执行后评估的监控,确保项目执行与计划间的一致性,并能提供管理者在运行时的参考,有效地做好对项目管理的监控。

第二节　品质的监督与控制

品质监控在前述章节中有提过持续不断的品质追求的概念,品质管理的追求是一个循环的过程,可以透过“计划—执行—检查—行动”(PDCA)的流程反复实施,来提升项目执行的品质。在本节中,我们着重于针对品质的监控,则可以透过七大主要的方法(或工具)加以确保项目执行的品质,分述如下:

一、检查表

收集、整理数据的表格形式,使用简单的记录将搜集的品管相关信息加以分析或核对,可作为未来改善或绘图的基础。检查表可以作为品管的记录,也可以作为品质问题时的点检用查核表,如水质监控、不良率的发生、机械定期的保养记录表等,检查表的制作原则,应使其目的性明确,具有方便记录和检核的窗体设计,让管理者及执行者一目了然,简单操作。使用检查窗体监控品质,也可以采用全检或抽检的方式,视项目的需要及管理者的要求而定。检查表的设计范例,可参见表8-1。

表8-1　检查表示例

检查项目	内容	改善方向	查核结果
项目一	1—1 内容一	改善一	□合格 □不合格 □再检查
	1—2 内容二	改善二	□合格 □不合格 □再检查
	1—3 内容三	改善三	□合格 □不合格 □再检查

续表

检查项目	内容	改善方向	查核结果
项目二	2－1 内容四	改善四	□合格 □不合格 □再检查
	2－2 内容五	改善五	□合格 □不合格 □再检查
项目三	3－1 内容六	改善六	□合格 □不合格 □再检查
	3－2 内容七	改善七	□合格 □不合格 □再检查

资料来源:作者整理。

二、排列图

排列图能够确定影响品质的主导因素,并且依据 80/20 法则进行主导因素的重点分析,因为排列图能够符合意大利经济学家帕累托所提出的柏拉原则,所以又称为“柏拉图”。其执行的做法开始于搜集数据,并将相关的因素加以分类,将分类项目所搜集的数据依次排列,加以汇总并计算其造成品质影响的百分比。它将各个影响因素加以排列成为累计影响比例的图形,故可呈现出影响品管的数项基本且主要的原因,作为品管的基础分析,其重要性如同品管的初阶入门,故又称为“ABC 图”。

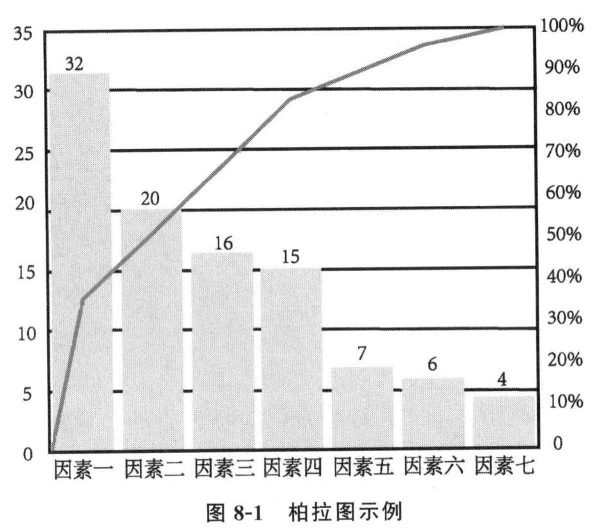

图 8-1 柏拉图示例

资料来源:作者整理。

由图 8-1 可知,因素一和因素二的加总,即占影响品质的七项因素中的比例超过 52%,若是欲解决品管的问题达八成,则可将重点放在前四项影响因素。若能将前四项影响因素加以解决,则可促进品质的监控达 83%。因此,柏拉图不但可以看出各个影响因素对品质问题的影响排序,也可以作为管理者优先处理品管问题的选择参考。

三、散布图

展示变量之间的线性或非线性关系。运用 X 轴和 Y 轴形成坐标图,在两个变项间标记相对位置,并将每次的点值加以纪录,其后观察每一个点在坐标图上的散布关系,称之为散布图。散布图的每一个点皆可视为一次品管的记录，而愈多的记录点，将愈能反映出 X 轴和 Y 轴两变项间的关系是呈现“正相关”、“负相关”或“无相关”。可参见图 8-2。

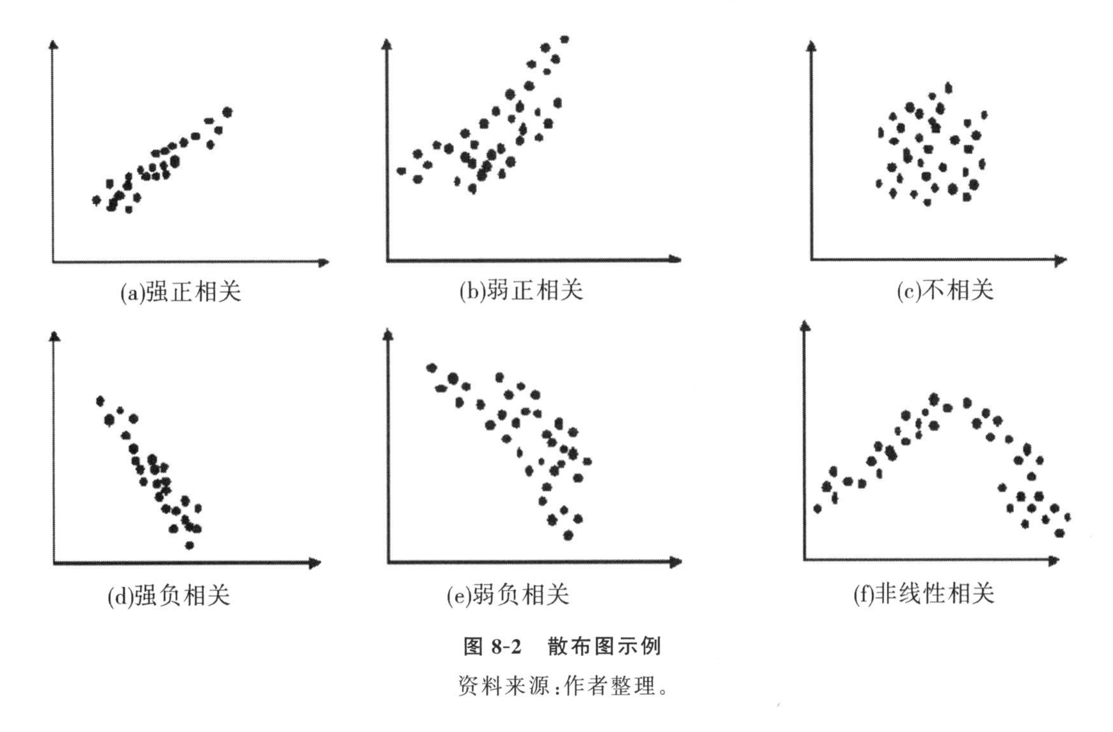

图 8-2　散布图示例

资料来源：作者整理。

若是散布的点更趋近于一条直线或曲线，则其相关性愈强，反之则愈弱。若图形趋向于直线的趋势线，则称为线性相关；若是图形趋向于曲线的趋势线，则称为“曲线相关”或“非线性相关”。

散布图的优势在于，它以图形的相对位置展示变项间的相关性。运用在品质监控上，则可看出特定的变项间相互的关系，进而判断出问题的主要影响因素。针对变量间的线性或非线性关系或无相关性，皆可以图像化的方式，更直观地让管理者加以判断，并提供可能的建议作为改善参考。

四、因果图

因果图又称特性要因图、鱼骨图，可用来寻找导致结果的原因。因果图为东京大学石川馨教授于 1953 年提出，借由一个问题找出其影响的主要因素，并将这些要因分门别类地加以整理，形成相互关联且有条理的图形，这些特性要因的排列形似鱼骨，故称为“鱼骨图”(fishbone diagram)。它将主要的特性整理出来，并尽可能地找出可能影响结果的相关因素，并以箭头加以连接，呈现出主要影响因素和次要影响因素等，鱼骨图中鱼头的方向，也代表不同的意义。鱼头向右，主要是强调问题的原因分析，找出“为什么”会产生某问题；鱼头向左则是强调解决问题的对策，是以“如何提高效率/改善问题”的观点，将可能的对策加以整理并呈现的方法。示例可参见图 8-3。

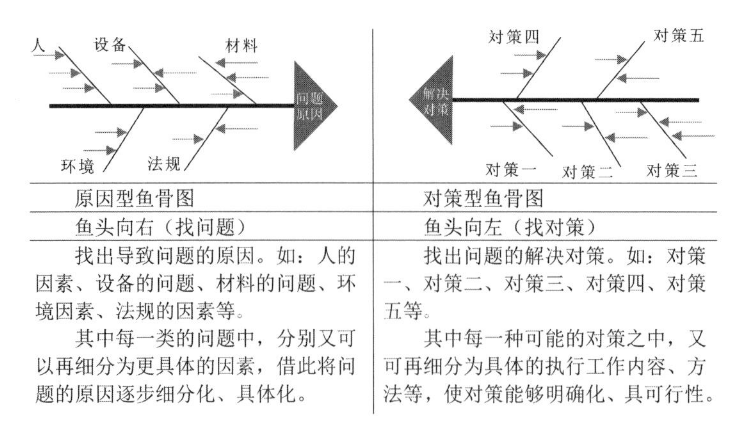

图 8-3 鱼骨图示例

资料来源：作者整理。

五、分层法

从不同的层面和角度分析问题，将品质管理的重要影响因素加以分门别类，如按部门、工作方法、设备、地点等，加以分类、统计和分析的一种方式。分层法的优点在于，将各个影响品质管理的不同因素予以分类后，可区别出个别因素对品管的影响，并了解个别的原因。因此，分层法是一种层别分析的策略，将原本混杂在一起，交互影响品管的因素予以区别，使影响品管的因素能够更加细致化地被分类处理，并进一步地考虑分别因应的策略。见表 8-2。

表 8-2 分层法表示例

	1月	2月	3月	4月	5月	6月	总计	比例
问题一	2			1	2		5	31.2%
问题二		1		2		1	4	25.0%
问题三		1	2				3	18.8%
问题四	1					1	2	13.0%
问题五			1		1		2	13.0%

资料来源：作者整理。

六、直方图

展示品管过程、结果、评估等数值的分布情况。直方图是一种基本的叙述性统计图形，透过所搜集的资料，反映出与品管相关的特性，以数值化的记录方式，并以相同间距的直方条块图形，呈现数值高低以作相互比较的柱状图形。在连续型（数值）资料中，直方图的组数与组距，与所搜集的数值资料的全距有关，所谓全距是指最大值与最小值的差，并决定各组之上组界和下组界，计算各组的组中点，以做成次数分配表。绘制直方图的方法，系在横轴上标记各组的组中点，并以纵轴标记出各组的次数，以此绘出间距相等的柱状图，称为直方图。直方图的优点在于方便不同组别间的比较，以图形方式可一目了然地呈现数值的高低，并可快速地找出影响品质管理的重要变项。如图 8-4。

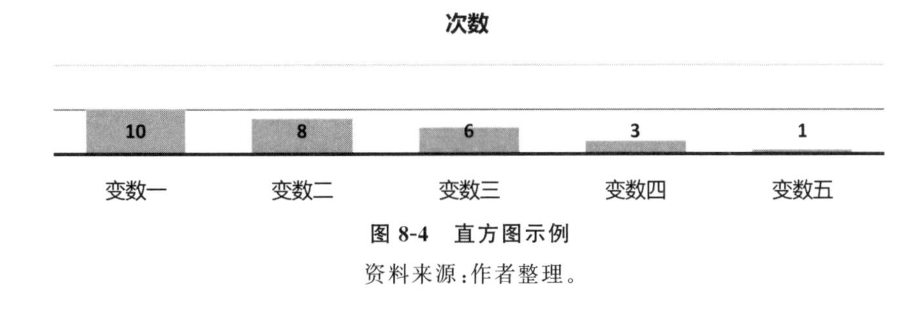

图 8-4　直方图示例

资料来源：作者整理。

七、控制图

控制图是针对品质监管的动态变化作监控，可识别波动的来源，以找出引起波动的异常原因，因此又称为“管理图”。控制图建立在统计学的基础上，利用数据建立控制范围的上下界限，作为控制的衡量标准。借由每次测量关于品质监控所搜集的数据，获得一个组间极差 R 值。组间极差的平均值构成中心线(Central Line,CL)，并以其 3 倍标准偏差分别决定上控制限(UCL)和下控制限(LCL)，而每次记录的点值就在此控制界限的区间作波动。若是超出了上控制限或下控制限，则视为异常值，需要进一步加以检视并控制，使后续记录的点值能够被控制在此 6 个标准偏差之间。控制图的优点在于允许品管的过程在一定程度的阈值内做变化，这不但符合现实的需要，也较具有管理的效果。因为项目管理是一个动态变化的过程，而品管也非一成不变的绝对值，若是以“一刀切”的方式进行品质管理，将使管理团队疲于奔命，使项目的执行现场面临随时紧绷且高压的环境，反而不利于项目的推动和执行。因此，以 6 个标准偏差作为可接受范围内变化，能够产生及时示警又具一定弹性管理的作用；同时，控制图也可观察变化波动的产生原因，区分这样的变化是由异常原因引起的波动，或是由过程固有的随机原因引起的偶然波动。如图 8-5 所示。

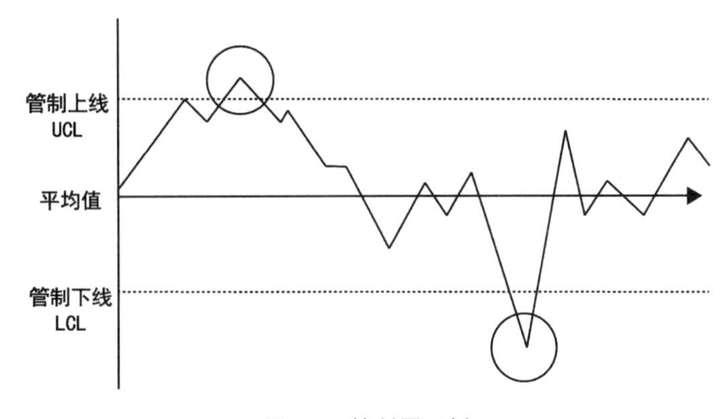

图 8-5　控制图示例

资料来源：作者整理。

品质管理的六大影响因素：人、机、料、法、环、测，可见于图 8-6。社区健康项目管理团队应针对影响品质的六大因素加以监督和控制。

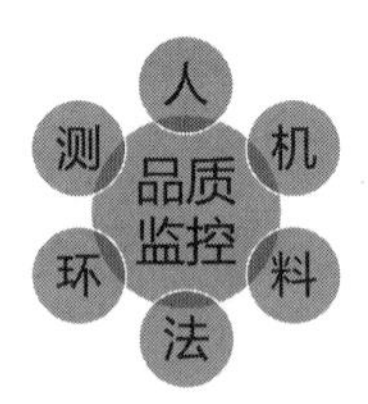

图 8-6　品质管理六大影响因素

资料来源：作者整理。

监控品质可从图 8-6 的六大影响因素加以着手。此六大影响因素取其英文字母的头文字，又称为“5M1E 分析法”分述如下：

(1)人(Man)：指人员、人力资源的品质。无论项目的规划如何完整，执行层面如何缜密，其品质皆与人员、人力资源密切相关。正所谓“人”才是项目执行的关键所在，针对项目的执行品质监控也不应忽略人的因素的重要性。人员、人力的品质可从招募、选考、任用、考核等方面加以把关，并在执行项目的过程中，持续关注人的因素所造成的影响。

(2)机(Machine)：指机器设备的品质。“工欲善其事，必先利其器”，在执行项目方案的同时，有可能会运用到机器设备，若是机器设备的品质无法确保，则执行项目的结果品质也堪虑。因此，机器设备的品质管理也很重要，将对项目品质的监控造成影响。

(3)料(Material)：指材料或执行项目时相关的用料，包括其物理性质或化学性质。品质的监管并非只是针对产出结果的评估，品质监控与执行过程中的投入也密切相关，因此，投入的用料及材料的品质，也会对项目执行的成效造成影响。若是不重视用料或材料的品质和标准性，则尽管执行认真确实，也很难避免项目成果的品质低劣。

(4)法(Method)：指项目执行的方法或工作的技法，或是规范的操作流程等。项目的执行品质与施作的方法也有关系。往往不重视执行的细节，或是操作的顺序错误，就会导致项目执行的结果产生偏差，造成项目成果品质低落的现象。因此，品质监管也应考虑到执行的做法必须能够合乎品质的要求并遵守标准化规范。

(5)测(Measurement)：指测量的器具或标准，也包括检测品质时的采样和度量工具等。项目执行的过程和结果，其品质能否合乎期待，与测量的要求和精确度密不可分。若是测量工具有误差或是测量方法标准不一，则检测出来的品质也不具有信度和效度，无法做好品质监控的工作。确保测量工具、检测方法及测量的标准都应具有一致性和标准性，才能使品质监控维持统一的标准。

(6)环(Environment)：指外在环境的影响，大到项目执行时工作场域的自然和人文条件，小到作业环境的温度、湿度、照明和清洁条件等都包括在环境因素中。环境因素提醒项目管理者关于品质的监控也应注意外在环境的动态变化。所谓“此一时，彼一时”，时空环境的改变也可能会影响项目执行过程中的品质，因此，品质监控也包括对外在环境的控制。虽然有些外在环境不一定是项目管理团队所能掌控，但能及时觉察外在环境的变化，并做及时调整、因势利导，是项目管理团队所应负担的责任。因此，品质监控也应注意外在环境的影响。

第三节　风险监控与评估监控

一、风险管理的监控

除了针对项目品质加以监控外，对于项目执行过程中的风险管理也需要加以监管和控制。针对执行过程中的风险，项目管理者首要的任务是必须让执行过程中相关的参与者，包括社区居民、管理团队成员、外部合作伙伴、重要利益关系人等，切实了解各自在执行过程中的角色及任务，同时，也对可能产生的问题及风险做准备及预防工作。若是每一个参与者都能恪尽职守地确保自身角色的任务，并尽可能地避免风险的发生，则项目执行过程中的整体风险系数也会随之下降。再者，项目管理者需要管理执行过程中，可能会影响项目执行品质及结果的各种风险变量。风险管理的监控可以透通过“品质伙伴”(quality partner)加以确保。“品质伙伴”是指通过对项目团队友好的外部专家，作为提供及时建议和倾听项目团队执行过程中所遭遇到的问题的角色。因此，品质伙伴是以正向积极、主动关心的方式，了解并跟踪项目团队在项目方案上的执行状况，而非被动地等待团队提供书面的问题报告。品质伙伴是以友善合作的态度，以保守秘密为前提，并以项目团队相互信任为基础，协助项目管理者监管项目执行过程中的品质，或及早发现可能存在的问题和风险，以确保项目执行能够顺利达成目标和目的。

在项目的执行过程中，针对可能发生的风险，需要有风险监控的计划和风险回报的机制以供项目管理者能够定期检视并更新项目执行过程中的风险状态。从风险管理的理论而言，风险是永远存在，且无法降至为零的，但是可以被适当地管理，使风险发生时的危害降至最低。因此，项目执行过程中需要透过风险监控及全面的风险应变计划，使已经存在的风险被定期检视，并将未知的风险控制在一定的程度之下；同时，管理者也需要定义新的风险及判断风险可能发生的状况，做好期前预防的准备工作。针对社区健康管理的项目在执行过程中的主要风险，健康管理师及其工作团队可以通过定期、规律的检查，及时掌握风险的变化情况。不仅如此，在风险监控的同时，也需要制定因应风险升级时的对策方案及处理风险的授权层级，并将风险对策及因应风险的意识，透过内外部的教育训练课程或实操融入执行的标准作业中，以强化并提升项目管理团队成员及项目执行过程中的参与者因应风险的能力。

因此，针对风险管理的监控还不仅是让项目团队成员作为“吹哨者”(whistleblower)或“通报人”(reporter)，更重要的是借由风险管理的监控，社区健康管理团队能够产生风险意识，并在执行过程中将风险置于可防可控的条件之下，这才是风险监控的积极意义所在。

二、评估管理的监控

针对项目执行的过程和结果需要进行评估，而评估管理的本身也需要相应的监管和控制，因此，评估管理的监控也是社区健康项目管理控制的重要因素之一。评估管理最重视评估计划(evaluation plan)，评估计划必须预先做好准备，包括如何评估项目的执行细节，采用何种评估工具，运用何种评估指标，以及谁来评估，评估的时间及频率等。这些评估的监控会对项目执行的成果造成不同的评价，因此，为了确保评估本身的公正性及一致性，评估计划也需要经过设计，才能使评估管理的监控具有效果。

评估管理包含了三方面，也即评估管理的三个阶段：除了决定评估的指标外，也包括搜集资料的代表性及其是否能如实反映项目执行的本身，最后，才是考虑如何搜集、分析和解释这些资料。如图 8-7 所示。

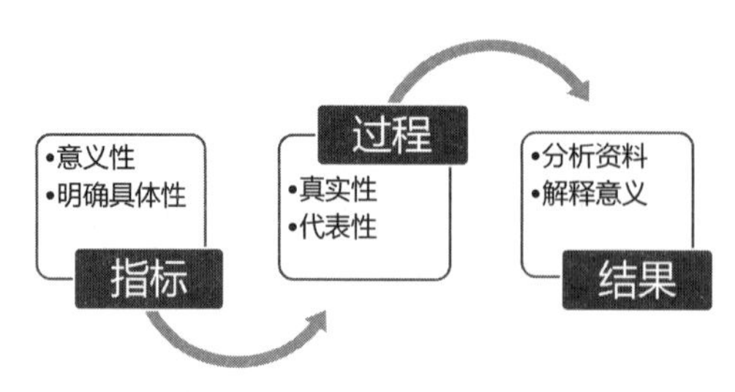

图 8-7　评估管理监控的设定

资料来源：作者整理。

因此，关于评估管理监控的设定，可以分为指标、过程和结果三个阶段加以说明。指标是关于评估的设定，此外还有过程评估和结果评估。指标的设定必须思考其意义性并注意指标的明确具体性。举例而言，在社区健康管理项目的执行中，关于社区肥胖人群的体重管理指标应如何设定，将影响评估管理的进行，如体重管理指标可以设为 BMI 介于 18 和 24 之间的人口数占社区人口数的比率，或是将参加减重管理的社区人群进一步分为小组，以小组间竞赛，共同达到减重 100 公斤的方式进行体重管理指标的设定。不同的指标设定具有不同的意义，同时，在实务工作中也应考虑指标设定后执行的可能性，而指标的明确性及具体性则有助于评估指标的测量及核实工作。

评估管理的过程则需要重视其“真实性”和“代表性”。评估的过程切忌弄虚作假，或是虚应故事，评估过程应力求确实，以确保搜集的数据及测量的数据的真实性。若是数据夸大或是评估过程马虎，则不能将评估的真实情况反映出来，也将有害于项目管理团队的后续工作推动，并失去及时修正和调整的机会，导致项目执行过程中的问题积重难返，使项目的执行终归失败。评估的过程不仅应力求真实，也应思考所搜集的资料及量测结果的“代表性”为何？搜集的数据能否真正代表项目的执行过程？若是在评估过程中，由于错误的抽样方法或是偏颇的分层分类，则有可能仅呈现部分的真实，甚至是扭曲的真相，进而影响项目管理团队的判断。在统计学上，偏差值和极端值都不具有整个母体的代表性，必须评估管理的过程也应注意搜集数据的代表性，必须能够兼顾项目执行的全部过程。

针对评估管理的结果进行监控，主要的重点在于“分析数据”和“解释意义”。数据搜集回来后，应立即对资料作进一步的分析。分析的方法和采取的分析工具要具有评估监控的意义，必须注意到科学性及有效性。分析数据并不是“制造”或“编纂”数据，而是以客观、公正的方法将数据加以分类、整理,并运用定性或定量的科学方法加以分析,才能使评估管理的结果呈现出意义。不仅如此,分析后的数据也需要加以解释,赋予判读的意义。因此,解释意义也是评估管理结果监控的重点。许多时候同样的数值分析结果,若是采用的理论观点有误,或是以不适当的理论生搬硬套,则可能产生完全不同的解释意义,使评估产生南辕北辙的结果。因此,评估管理的监控涉及许多执行的细节,不可不慎。

第四节 偏差归正管理

在项目执行过程中,项目管理者及其专业团队通过一系列的方法及技术,针对执行的品质、执行过程中的风险及执行后的评估管理加以监控,若发现有未如预期计划的现象,或是项目的阶段成果与计划有所不同等状况时,就需要偏差归正管理。如前所述,项目管理者对项目的执行予以监控,其目的并非只是观察和了解原因,更重要的是必须确实产生"监督"和"控制"的效果,意即,当偏差发生时,项目管理者及其专业团队必须加以处理,适时予以调整并归正,勿使偏差的状况继续影响下去,借由偏差归正管理及时地调整使项目执行的轨迹能够回到项目计划的预期之中。

偏差归正管理的道理浅显易懂,这不仅是为了项目的计划能被切实地执行,"防患于未然"及时导正缺失;更重要的是,偏差归正管理可避免项目执行结束后,才发现"差之毫厘,失之千里"之憾。然而,在实务工作中,偏差归正管理的落实并不容易,总结的难点在于:

(1)项目管理者的时间、心力等条件限制。在社区健康管理的项目中,项目管理者常必须扮演多重的角色,面对所有的大小管理细节。除了因应团队内外部的情况外,也需要面对赞助者、单位组织、主管机关、媒体公关及各类利益关系人。因此,针对项目执行过程中的些微偏差,往往会由于时间及心力等条件限制而忽略了及时处理的重要性,等到些微偏差已经产生了问题,甚或是造成了重大影响而不得不处理时,已铸成不可挽回的损失及伤害结果。许多项目的失败就是由于项目管理者轻忽了些微的偏差或失误而酿成了大错,致使项目的问题积重难返,殊为可惜,不可不慎!

(2)偏差归正的查核时间点不易把握,必须依项目的人事时地物而定。

(3)对于项目执行的偏差现象,在不同的位置上可能因不同的观点和尺度,而有宽紧不一的标准,实务上难有客观、一致的依据。

基于上述数点的原因,社区健康项目管理者及其专业团队对于偏差管理的归正,有时会陷于过犹不及,或是动辄得咎的困境。正视上述偏差归正管理困难的原因,才能找出可能的解决因应之道。

"红绿灯指标法"(RAG reporting)或称"交通信号灯法"(Traffic lights)是对于偏差归正的一种实务性操作方法。所谓"红绿灯指标法"即是以红色、黄色和绿色等不同的颜色作区分,如同交通信号灯般能够呈现目前项目执行过程中的进度及细节,借由颜色能直观地、快速地汇总并反映给项目管理者在项目执行中的问题及困难所在。例如,红灯表示项目的任务或工作遭遇到某些困难或停滞,或是在工作的时程上或预算上已偏离了预定计划,或指其阶段性目标与成果和计划的预期不相符等,皆列入红灯警报中,提醒项目管理团队必须立即修正,将问题予以排除;黄灯则是指项目执行遭遇到部分困难,或是已经濒临问题或危机,无论是财务、时程或是执行的阶段性成果等方面的问题,即以黄灯示警,要求管理团队必须立即检讨,予以正视,并及时予以执行者可能的协助或支持,勿使问题更加恶化;绿灯表示项目的执行过程能够符合项目计划的预期目标或进度,并能持续顺利地推进项目的相关工作及任务。

针对项目的不同方面,也可以分别做更进一步的细分,如财务、执行进度、执行范围及成果效益等,借由红绿灯指标法,将项目执行过程中可能产生的偏差,及时作出预报和示警,供项目管理团队参考。如表 8-3 所示,为红绿灯指标法之例。同时,项目管理团队在收到第一线执行者的回报后,也可以借由红绿灯指标法的表列,从管理的全局观点,通盘考虑项目执行的状况,并予以适当的应对和解决。不至于仅是采用"应急式"的管理,避免"头痛医头、脚痛医脚"的局部措施,也可以避免管理者的轻忽而对项目造成更大的损害。

表 8-3 红绿灯指标法示例

面向	红绿灯指标	原则
计划	绿灯	执行进度能够符合计划
	黄灯	执行进度有些微延迟,落后计划进度 30 天内
	红灯	执行进度落后于计划进度 30 天以上
范围	绿灯	任务范围能够符合计划和组织的使命
	黄灯	任务范围稍微偏离了计划及组织原初的设想
	红灯	任务显著地偏离计划及组织目标
财务	绿灯	财务成本能符合计划预算
	黄灯	财务成本与计划预算有落差,但仍控制在 10%之内或金额未超过××××元
	红灯	财务成本与计划预算有落差达 10%或超过金额××××元以上
效益	绿灯	项目阶段成果的效益能符合计划预期
	黄灯	项目阶段成果的效益与计划有落差,但差异在 10%之内或金额未超过××××元
	红灯	项目阶段成果的效益与计划有落差,达 10%或超过金额××××元以上

资料来源:作者整理。

借由红绿灯指标法,可以快速且明确地回报项目执行过程中的状况,并将第一线对偏差状况的观察呈报给管理团队,甚至进一步提供给单位组织或项目的利益关系人等作为决策的参考。红绿灯指标法也可以作为快速了解团队执行与计划预期之间差距的衡量表,尽管它并非项目执行最终的结果,但仍具有参考的价值及警示的作用。在项目团队的阶段性报告中,常运用红绿灯指标法,将项目执行的各项工作予以标列,一方面作为项目执行的把关,另一方面也可以作为与项目团队内部和外部的沟通工具,使相关参与者了解计划执行的现况,并激发团队自我修正和调整的动机和行动。因此,无论是定期或不定期的检核或状况报告,项目管理者皆可以透过红绿灯指标法,对社区健康项目的管理进行监控,以此发现偏差并予以归正。

第五节　小　结

社区健康项目管理的控制包含了监控和管制两部分。这二者对于项目的执行不可或缺，它们能确保项目的执行，忠实地遵照项目计划予以落实，并能及时发现偏差的现象，予以修正和调整。社区健康项目管理的控制对于项目管理者及其专业团队、项目相关利益关系人，甚至社区居民皆有重要的意义。借由诸多管理控制工具的应用，如七大图表及六大管理手法的运用，使社区健康项目的执行能够确实到位。

社区健康项目管理的控制也应针对品质的管理、风险的管理及评估的管理加以控制，使项目在执行过程中的三大要素能被精准地把关，不至于偏离计划和预期目标太远。当发现有偏离计划及目标的情形时，第一线的执行者可以透过红绿灯指标法，向项目管理团队及相关利益关系人示警，并以此作为管理决策的工具，针对偏离的原因加以探讨，并针对偏离的问题予以协助和解决，使偏离能够被归正，回到原本预设的计划执行轨道上。

参考文献

MEREDITH J R，MANTEL S J，2012. Project management：a managerial approach [M]. 8th ed. Hoboken，NJ：John Wiley & Sons.

第九章　社区健康项目管理的结束

社区健康项目管理随着项目计划的执行与控制告一段落，若能按照项目计划的预定时间和程序进行，并取得阶段性的成果，达到项目的目标和目的，则项目计划也将来到尾声，进入结束的阶段。如同项目的发起和准备阶段，项目的结束阶段也是由一系列的工作任务所组成，它并非仅是一个特定的时间点，或是某个日期就戛然而止，项目的结束阶段也需要经过一段整理和准备的工作，并且让项目团队的成员、工作伙伴、项目利益关系人，乃至于社区居民都做好结束的准备。各项的准备工作除了确保项目原定目标的达成，及实质具体工作的结束或交接，也包括了心理层面的告别和分离情绪的处理。由于社区健康项目管理所涉及的工作内容是与人的生理、心理和社会关系紧密相连，因此在项目结束后，也应全面性地顾及社区居民的感受，进而总结项目为社区居民健康所带来的改变和影响。借由适当的工作安排，使项目的结束阶段也能产生积极的意义，不仅能够使社区居民关注到项目工作所带来的健康效益，产生对自身健康管理的责任感和长期承诺，更能够持续地关注自身及他人的健康状况，形成健康社区的理念，借此期待未来其他相关的社区健康项目管理，也能够在社区做进一步的推动和实施。因此，社区健康项目管理的结束阶段并非意味着社区健康管理的结束，而是借由结束阶段的工作使社区居民产生社区健康管理的自觉意识，作为未来社区健康项目管理的新起点。

第一节　结束阶段的准备工作

在项目管理的周期中，无论迟早，项目的进行总会来到周期循环的最后一个阶段——结束阶段。项目的结束阶段可能会因许多不同的理由和状态，包括组织单位的变动、外部环境的改变、经费预算的删减，或是人事不和等因素造成项目团队的解离等，致使项目推动难以为继；也可能由于政策法令的因素或是社区居民的沟通不良等，使原本规划的项目计划滞碍难行，在旷日累时的沟通和等待中消磨了项目管理团队的热情或是赞助者及利益关系人的耐心，致使项目的推动无疾而终，或是草草告一段落。当然，最理想的状态是项目计划能够一如预期地被顺利执行，而项目计划所设定的目标和目的能够被达成，并妥善地处理好各方关系，令各方人士皆能满意地过渡至项目的结束期，皆大欢喜地完成项目的成果报告。无论如何，上述情况皆是项目结束阶段所可能出现的状况，社区健康项目管理者及其专业团队，应做好所有可能的心理准备，以应对各种不同的情况。

无论项目将如何结束，结束阶段的准备工作将涉及项目的评估（事）与人员的归建

(人)两方面讨论。结束阶段的事项部分,必须针对项目进行评估;而人事部分,则需要考虑人员的归属和后续的安排。分述如下:

一、项目的结束工作

如前所述,项目进入到结束阶段,无论项目如何结束,都有许多关于项目的结束工作必须进行。主要包括三个部分:完成项目的评估、接受项目成果并移交,以及完成成果报告。

项目的结束阶段,项目管理者、赞助者及单位组织高层的管理团队必须要对项目的持续进行或按时结束做决定,而做决定的依据,则需要完成项目的评估。评估项目是否“成功”的指标,会影响项目的评估结果。有研究显示,项目管理者与其专业团队,在项目结束时的评估,有将项目评为成功的倾向,以便于向组织单位、赞助者及更高层的管理者交代或展示团队的成就(Shokri-Ghasabeh,Kavousi-Chabok,2009)。因此,项目评估的指标必须在事前做好设定,并在项目结束后,依循原订的指标针对项目成果加以评估,避免评估受主观因素的影响。项目在结束阶段的评估,其主要的目的在于检核项目执行是否按照原定计划完成。因此,按照项目管理的“铁三角”原则,分别评估项目执行的时间、成本及品质是否达成项目计划的预期目标和目的。

若是评估的结果符合原定计划的预期成果,则可进入结束阶段的第二部分——接受项目成果并移交。然而,若是评估的结果超出原定计划目标,则除考虑项目执行的顺利成功外,也应虚心并谨慎地检讨,是否有低估了原定计划目标之可能性,作为未来相关项目规划时做调整的参考。再者,通常项目管理者及其专业团队最不想面对的结果,即评估的结果未达原定计划目标,此时应针对落差的部分予以检讨,并采用回溯倒叙的方式检视执行过程中的问题点和可能的疏忽。在结束阶段的评估,尤其应针对执行未达标的项目作细部任务的拆解,深入了解项目执行过程中,在哪一环节或哪一特定的时间点开始有偏离原定计划的现象。项目管理的结果是执行过程逐渐累积的过程,它并非一夕之间突然出现的产物,因此,以时间轴倒叙的方式,回溯性探讨项目执行过程中的每个回报确认时间点或是里程碑,探求偏离计划的轨迹和可能的原因。这样的检讨对于项目管理者及其专业团队非常有意义,一方面可以针对未达标的原因形成检讨报告,作为未来项目团队执行改进之用,另一方面也有助于项目管理团队的专业精进和知能成长。一个成熟、正向且积极进取的项目管理团队,必须借由结束阶段的评估,并以自律甚严的态度反省检讨项目执行过程中的缺失,才会逐步成长为进步、成熟的专业团队。经过评估后若能接受项目成果,则表示项目的目标和目的已能如期完成,则除了结束项目外,也可能采用项目移交的方式,将项目成果转移至其他组织单位,或由其他项目管理团队接手,并进行下一阶段的社区健康管理任务。因此,虽然此阶段称为项目管理的结束阶段,但就社区健康管理而言绝非结束,而是新的任务的开始,如同大队接力赛一般,一棒接着一棒使社区健康管理能够持续进行,进而形成社区健康管理的永续性和承诺感。

完成成果报告是针对项目结束阶段的第三项工作。无论项目评估的结果是否能被接受,皆需要透过成果报告总结项目执行的成果。成果报告的目的不仅是留下项目执行的过程纪录,也是针对项目目标和目的的回顾、强化与重申。因此,无论多成功的项目,若是缺少成果报告,则项目的成果将可能湮没在人事更迭的社区环境中;无论多失败的项目,若能总结出成果报告，则项目的执行过程及可能的贡献仍有被记录下来的机会，并作为未来相关改进和修正的依据。况且，对于项目管理而言，在项目结束前完成项目成果报告这件事本身，即具有管理上的意义，社区健康项目管理者实不应等闲视之。

二、人员的归建工作

在社区健康项目管理的结束阶段，人员的归建工作是另一项重要工作。人员的归建属于人力资源管理的范畴，也具有人事调度的行政管理意义。由于项目执行团队往往是抽调各部门的人力进行编组，执行不同的任务分工，当特定的项目目标和目的达成后，即项目完成时，则应考虑人员的后续安排。项目中关于事的部分尚好处理，关于人的部分才是困难所在。尤其某些大型项目的执行，可能牵涉数年或十数年的工作时间，若是项目团队伙伴已在项目中从事较长时间的工作，且任职于组织单位，则为项目管理团队成员安排合适的工作机会或协助转职，或提供优惠离退职等措施，皆是项目管理者在结束阶段所应负担的责任。

在社区健康管理的项目中，有些团队成员仅是临时支援任务的性质，而其本身仍有所属部门，意即在项目任务结束后，人员回归应是理所当然。然而，从项目管理者的观点而言仍应予以重视，甚至持续地关切其归建后的工作情况及适应，这样的关心对于项目团队成员不仅是情感的支持，更是对于其负责的项目部分，产生后续品质保障的效果。不至于由于人事的更迭、项目的运作产生工作衔接的断层或是找不到相关的负责伙伴。因此，在人员归建前，项目管理者可透过正式或非正式的方式，保持持续与项目团队成员之间的关系联结，可以借由现代网络科技的工具，如微信、好友群组等，在项目任务结束后，仍能维持工作团队成员之间的互动和友谊。伙伴成员间的友谊联结，不但有助于确保项目的后续品质追踪，更有助于未来新项目在立项时，挑选团队成员的潜在人才库及可能的合作名单。因此，透过每次项目计划的执行，不但可以形成人才养成的途径，更能逐步累积项目管理人才数据库。

在项目结束的阶段，项目管理者也可透过“庆功”(celebration)的仪式，来总结项目中的人事关系，或是奖励有功人员。庆功的仪式可能是一场餐会、一场颁奖典礼，也可以是简约形式的表扬会议，或是以口头奖励配合实质利益的方式作为鼓励，此外，还可以配合升迁或是赋予新的职位、头衔、福利条件、工作任务角色等，作为实质利益的补充。总而言之，既然是庆功仪式，就需要管理者花费一番心思，在有限的资源和权限下，尽可能地满足伙伴的期待和需求，使伙伴获得更多幸福感。

针对项目未能如期完成目标，或是评估结果未尽满意的情况下的项目结束阶段，则通常会经历一段阵痛期，项目管理者也必须做好相关准备。一般而言，人性基本的期待都是希望能“好聚好散”，然而，面对某些项目的缺失及未能达成项目预期目标与目的之结果，项目管理者也必须能够负起应承担的责任，除了自我检讨未能达标的原因外，针对项目执行过程中有过失或未尽责的同仁，也需要依单位或团队的规定，作适当的惩处，惩处的方式除了口头告诫、规训等，也可以通过记录在案的方式，比如：降级、降等、记警告，更严重的情况则可罚薪或开除，这些人事归建的工作都是项目结束期时，项目管理者所应面对并妥善处理工作。

第二节 社区健康项目管理的评估类型

社区健康项目在结束阶段,项目管理者也需要做结束评估(final evaluation)的准备。虽然在项目的计划中,管理者早已设定过项目评估的方式,在执行阶段也借由定期的追踪和考核,落实阶段性评估,并借此修正和调整偏差的执行策略,但在项目的结束阶段,结束评估仍是不可或缺的。结束评估有助于项目管理者及其专业团队完成项目的结束工作。它不仅是例行评估工作的一环,更具有终极总结项目的意义。结束阶段的评估被特别称为"执行后评估"(Post-Implementation Review,PIR),顾名思义,它不仅是在项目执行阶段之后进行,更强调了评估的意义和价值所在。执行后评估的作用有三个方面:

1.问题解决取向

回顾并整理本项目的执行,是否完成了预期的目标?解决了预设的问题?改善了现有的状况?增进了社区居民健康的意识?或是对健康行动的持续性有促进?等等。

2.价值观取向

不仅限于考虑项目计划的本身,或是项目执行的得失成败等技术性问题,而是从更宏观的价值取向思考。管理者借此回顾并检视本项目的执行,是否为社区居民带来了更多健康管理上的意义?或是产生了更具价值性的成果或影响?

3.未来性取向

这是从时间轴的维度,来检视项目的执行,不仅是项目从过去到现在的作用和影响,也能更进一步地放眼未来,思考透过本项目的执行带给项目管理团队哪些经验和启发?对于社区居民健康的管理又有何创新和启示?可作为未来相关项目计划参考或是普遍推广之用。

由此可见,执行后评估不仅是为着项目的结束而给予一个奉行故事的交差,更应具有未来性和启发性,虽然它只是项目结束阶段中的一部分工作,但可为项目的持续性及发展性提供坚实的基础。同时,执行后评估对于项目团队、社区居民与单位组织,甚至所有关心社区健康管理的相关部门和人士而言,也格外具有意义。因为未来若有相关的项目欲在社区中作推广或深化健康服务的内容时,此项目的执行后评估将如一盏明灯,提供快速了解老项目在社区健康中曾经的工作及尚未完成的部分等。借由这些纪录和评估资料,将有助于未来项目规划时,汲取成功的经验和失败的教训。

项目管理者要进行执行后评估(PIR)时,应有包容开放的胸襟,能够采取开明的态度察纳雅言,接受多元的观点和不同的声音,以客观持平的立场,听取不同的意见。健康管理者及专业团队接受不同意见的目的,在于放眼于未来改进的可能性,而不是在已过的失败经验中彼此批评或相互指谪;同理,持续沉浸在项目的成功经验也不是执行后评估的目的。因此,执行后评估的过程应力求根据执行过程的纪录和事实,做到"对事不对人"的基本原则。找出执行当时"未知的风险"(当然,目前已知了)及其发生的原因,谦虚客观地分析当时为何无法预防风险或解决问题的可能盲点所在,避免未来重蹈覆辙,同时可增进团队伙伴的预判能力,期待未来能够精进团队工作的能力。因此,着眼于项目及团队的"未来性"(Be future-focused)是执行后评估的重点,它能够真正达到评估的效果,并有助于未来项目的执行更为成功。综上所论，无论项目管理者是否满意项目的成果？项目执行是否成功？执行后评估对于项目的完成都至关重要，尤其是对于后续项目的未来性及启动新的项目，皆有参考的重要价值。

执行后评估（PIR）的项目内容应包含下列要素：

1.进行落差分析（gap analysis）

项目管理者可将原先项目计划的时程（project charter）予以分析，并与项目实际执行的结果和影响做比较，确认在项目执行后的成果与原先预设的目标间的落差程度为何？同时，也需要针对可能造成落差的原因做进一步的说明和探讨。进行落差程度的分析后，也需要针对落差弥补或修正进行解释和说明。由于此时已是项目的结束阶段，发现项目执行成果与预期目标有落差，虽无助于及时针对落差再作执行上的改进，但仍可以提出解决落差的方法，如：推迟项目结束的时间，以补救落差的品质或任务工作等，以时间的落差，换取品质和成本的达标；或是再行追加一笔费用，以完成原本项目计划的工作，可视为原本项目执行的补充，即以成本的落差，换取品质和时间的达标。针对落差分析的结果进行补救或修正，目的是在项目的结束阶段顺利完成项目方案的结案工作。

2.断定项目计划的目标是否达成

项目管理者在项目计划拟定的阶段，就应设定预期目标，并将预期目标评估的操作具体化。意即，评估的指标必须能够反应项目所欲达成的效果和目的。在项目的结束阶段，执行后评估必须依照预先设定的指标断定项目计划目标的完成度。无论项目执行的结果是否达成原先项目计划的预设目标，在执行后评估中，都必须借由整理相关的信息并比较，做出明确的断定，切忌模棱两可，或是避重就轻地讲场面话。执行后评估在断定项目计划的目标是否达成时，除了依据原先设定的评估指标作为基准外，也可进一步检视执行过程中的错误发生率等量化指标，或是执行过程是否偏离项目的预设目标等质性指标。同时，也可检视在执行过程中修正和调整时，其执行流程的顺畅度和项目团队的反应性等。在执行后评估中，也可以针对执行过程中所暴露出来的制度面、团队人事面、沟通与协调、教育训练适足度与授权层级等较为宏观且关涉项目团队运作机制面的议题，提出检视、探讨和分析，目的是让团队成员及相关利益关系人在执行后评估中能以公正客观的角度，省思项目在执行过程中的诸多细节，并作为未来项目计划的参考。

3.断定项目执行的成果是否满足重要利益关系人的期待和需求

项目的执行过程与各方利益关系人也有相关，虽然许多利益关系人并不一定直接参与项目的执行过程，如赞助者、政府主管机关等，但仍会受项目执行的结果所影响。因此，在执行后评估中，项目管理者应断定项目执行的成果是否满足重要利益关系人的期待和需求。重要利益关系人包括的范围很广，但是界定重要与否的关键，并不在于利益关系人的地位或身份，而更多是其与项目之间的利益关系程度。因此，每个项目及项目执行团队所界定的“重要”利益关系人可能不尽相同，但在执行后评估中，项目管理者及其专业团队皆不能回避重要利益关系人对于项目执行成果的满意度此议题。此外，在执行后评估中，项目管理者也应考虑若有特定的重要利益关系人不满意项目成果时，应如何回应及处理？或是做出补偿并加上充分的解释和说明，尽可能地取得谅解并维持关系，以便于未来另立项目时仍有转圜的空间，或是再次合作的机会。

4.断定项目的成本及收益

在执行后评估中,项目管理者及其专业团队能以更冷静和客观的观点,仔细审视并省思项目执行的整个过程,同时,也可针对项目所耗用的总成本和总收益做进一步的整理和分析。在执行后评估断定项目的成本和收益有其必要性及实务效用。首先,断定项目的总成本与总收益,是对项目赞助者及重要利益关系人负责任的表现,也是项目管理者及其专业团队展现其"责信"(accountability)的机会。通过项目总成本与总收益的整理和分析,能够呈现项目执行在达成目标与目的之外的其他效益,同时,也能展现项目管理者个人及其领导团队的能力和执行效率。再者,在执行后评估中断定项目的总成本与总收益也具有实务效用,毕竟某些项目的成果及成本,并非在项目结束的当下就能反映出来,而会有一段时间的落差才逐渐呈现。因此,在执行后评估中针对项目最终的总成本及总收益做分析,就有重要的意义。首先,它可以呈现出项目执行过程中超出或未及预算的部分,分析其可能的原因和理由,作为未来修正预算或思考如何改善成本控制的策略。再者,收益未达或超出预期计划的部分,则可反思计划高估或低估收益的原因,并思考如何更精确地或全面地计算项目的收益。尤其是当收益未能达到项目计划的预期时,未来应如何调整和改善,以促进项目执行收益的增加,更是执行后评估的积极意义。

5.界定项目的未来发展方向

项目的执行后评估,不仅是"向后看"执行过程中的种种而进行评估,也必须具有"向前看"的功能,着眼于项目未来的发展而进行评估。围绕着项目发展的未来性,包括项目团队成员、单位组织、社区居民健康管理等方面的未来发展方向,也包含了新的机会,例如,借由那些作法,可能可以提供更好的机会,达成项目预设的目的和目标;或是连结那些新的资源,有助于项目执行成果的深化,或是扩大项目成果等,针对项目的未来发展方向,甚至有可能会直接促成新的项目的提案或产生,成为另外的新立项,作为原项目的延续或补充。若能奠基在原项目团队的执行成果上,则新开项目的启动成本也可有效降低,不仅可利用原项目团队的执行经验和人脉,对于项目赞助者、组织单位及利益关系人而言,也可以减少相互磨合的时间成本。因此,界定项目的未来发展方向是项目执行后评估中的重要环节。

6.界定执行项目后获得的启示

项目执行过程中的得失,或是克服相关困难的过程,皆可成为执行后评估中宝贵的经验总结,作为项目执行后所获得的启示。启发性的经验总结对于项目管理团队、社区居民、政府主管机关,甚至是未来的社区健康项目介入管理团队而言,都有建设性的意义。

7.提出执行后评估总结报告

无论执行后评估进行得多么完整而周详,最终仍必须形成文书报告,以文字留存的方式将评估的过程和结果作成纪录。从执行后评估的总结报告中,可以看出社区健康项目管理团队的用心程度和专业投入程度,即便是在项目结束阶段,仍能尽心完成项目工作的检讨和收尾工作。因此,对于项目管理者及其专业团队而言,对待执行后评估总结报告的态度,绝非仅视之为完成后会被束之高阁的文件,而应谨慎以对,视为团队的成果和纪录,若是未能详尽且完整地呈现团队的努力成果,则将有损于大众对社区健康项目管理团队的信任和评价。

第三节　第三方评估:公平、公正、公开原则

在社区健康管理项目的结束阶段,除了需要做执行后评估外,我们已在前述章节中介绍了评估的类型可分为执行过程评估与执行结果评估两大类。无论评估的是过程或结果,还有一种评估的途径,是通过第三者以公平、公正、公开的原则进行"第三方评估"。第三方评估的优点,有消极和积极两方面的意义。就消极一面而言,第三方评估可避免"球员兼裁判"的问题。若是执行项目的团队与政府部门主管机关之间有密切的合作,甚或是承接政府部门主管机关的项目而接受相关的项目补助,项目的执行后评估又是由政府部门主管机关来进行的话,则可能面临自我审核的问题而失去评估的公正性和客观性。因此,由项目委托及项目执行双方之外的第三方来进行执行后评估,可有效地避免相关争议,并促进评估的效益。积极一面而言,评估工作是十分繁复、专业且耗时、耗力的,若要将评估作到尽善尽美,则非由专责人员并以相当的时间、精力投入不可。因此,第三方评估的角色也兼具"外部专家"(external expert)的角色,借由第三方评估的进行,无论是项目管理团队或是项目的组织单位,皆可获得客观的专家意见,并是站在第三方的立场上,提供相对超然公正的意见,使评估意见和建议也较能获得各方的接受和认可。

第三方评估模式主要有高校专家评估模式、专业公司评估模式、社会代表评估模式和民众参与评估模式四种,分述如下:

一、高校专家评估模式

由高校中相关专业科系的学者专家们,组成具高度专业性质的评估团队,称为高校专家评估模式。通常高校中的学者专家不但具有丰富的理论知识,更具有科研学术能力,有助于评估项目进行过程的严谨性及评估项目结果的公信力。因此,政府部门的公共政策评估,或是具有重大影响的公共议题,通常采用高校专家评估模式作为第三方评估的策略,以确保评估的信效度。

二、专业公司评估模式

专业公司评估通常是民营企业的公司形态,建立评估的团队并进行特定商业项目的评估。专业公司评估模式强调以市场机制为导向,将评估专业应用于市场竞争的思维中。因此,不同的专业公司采用的评估的方法、技巧以及评估的重点,也有很大的差异性。专业公司评估模式的特点是,将评估工作视为"商品",并在第三方评估市场中相互竞争。因此,评估的目的更倾向于为评估的委托者效力,以达成委托评估的目的。此外,以公司形态进行评估也更优先考虑收益的合理性及一定程度的利润,才能维持专业评估公司的永续经营。

三、社会代表评估模式

社会代表评估模式是通过社会公众的力量,参与评估的过程,企图使第三方评估的结

果能够更为周到而全面。社会代表参与评估的过程，是希望将社会大众的意见和观点吸纳于评估的指标中。虽然社会代表并不一定是学有专精的专业人士，但其参与评估本身，对于第三方评估而言就极具意义。因为所谓的第三方仅是指站位不同而已，对于专业度、学历，甚或是与项目的关联性都不是唯一的考虑；相反地，社会代表的多元性、能否代表社会群体的真实样貌等，才是社会代表评估模式所关心的重点。所以，社会代表评估模式的重点在于，如何挑选出能够胜任评估工作的社会代表们。挑选社会代表的机制将会影响社会代表评估模式的公正性，影响第三方评估的效益。

四、民众参与评估模式

开放评估的过程，让一般民众皆可参与评估的模式，称为民众参与评估模式。民众参与评估模式是最具有普遍性、开放性和参与性的第三方评估模式，尤其是与民众切身相关的生活议题或企业进行消费满意度调查等，常采用民众参与评估模式，扩大第三方评估的效益。民众参与评估模式也容易调动群众的参与感，共同关心评估的项目和议题，进而达到宣传和教育的多重目标。民众参与评估模式使评估结果具有类似民意调查的参考价值，其深度与精度虽不能与专业评估等量齐观，但在一定程度上，仍可作为项目推广和实施的“风向球”，起到指标性的作用。

第三方评估虽可视项目方案的性质而决定采用模式，但其基本的原则仍是相通的。针对第三方评估的原则，可分述如下：

（一）公平

公平的原则，是指第三方评估者的角色，必须对项目执行与委托双方保持相等的距离，以相同的态度面对并维持与双方的关系，避免偏袒或回护的情况。第三方评估单位具有超然的独立性，因此必须维持其自身角色的公平，才能使其评估具有说服力。

（二）公正

公正的原则与公平不同。公平是指第三方评估对待双方间的关系，公正则是强调第三方评估单位本身，采用评估的量尺必须是合理一致的，才能确保评估的公正性。公正的呈现不仅是评估的标准，还包括评估的时间点、顺序、技术条件等。总之，一切可能影响评估结果的变项，都应做好管控，确保评估的公正性。

（三）公开

公开的原则在某些特殊的项目评估条件下，并非绝对性的原则。如军事、国家安全、个人健康管理项目等，由于数据安全和尊重隐私等因素，评估的过程和结果并不一定能够被公开。然而，大部分的项目在可接受的条件下，若是第三方评估采用公开的原则，则更能达到预期的效果。使评估的过程和结果接受公评，有利于进一步的分析和探讨。因此，公开的原则虽非绝对必须，但仍具有积极的意义。此外，第三方评估的公开原则若无法应用于评估过程或评估结果，最起码应将评估的方法、时间点、评估人的专业背景和评估的项目做公开的揭示或说明。适度地公开第三方评估的相关信息，则可使评估更具有公信力，也较易获得各界的接受和肯定。

在社区健康管理的领域中，项目管理的结束阶段引进第三方评估仍是有待重视及推广的概念。许多社区健康管理项目的管理者及单位组织，误以为项目管理的完成（completion)就是结束(finish),事实上,若能在项目完成后的3个月至6个月内,再进行第三方评估,以便总结并获得项目执行过程中的经验,并分析和整理项目执行的成果,才是社区健康管理项目在结束阶段较完整的流程。第三方评估的概念和技术于近些年才引进国内,未来在第三方评估的推动和落实上,仍有很大的持续进步空间,尚待吾辈继续努力。李志军(2016)在其著作《第三方评估理论与方法》一书中,提出了推动第三方评估制度化、规范化、程序化的若干建议,包括:(1)确立第三方评估的法律地位;(2)加强评估机构和人才队伍建设;(3)探索适合国情的评估理论、评估方法和评估技术;(4)强化财政、审计部门的监督;(5)提供必要的经费保障;(6)提高第三方评估的透明度;(7)重视评估结果的应用。由此可见,推动并善用第三方评估,也是完善国家治理体系的重要组成部分和提升国家治理能力的重要途径。借由建立并完善第三方评估制度,使第三方评估的技术及实施能够更为标准化、规范化,进而达到制度化的目标,将是我国未来推动社区健康项目管理时,不可忽视的重要基础工作之一。

第四节 评估结果与项目循环——新挑战与再学习

在项目结束阶段进行了执行后评估,评估结果提供给新的项目规划做参考,或是延续原有项目作为修正调整的依据。因此,评估结果与项目管理的循环是一致的。项目管理的最后阶段会重新拟定新的计划,作为新辟项目的起始,借此,项目管理团队能够不断精进、深化、推广原有的社区健康管理工作。因此,项目的结束阶段并非项目的终结(ending),而是另一个新的循环开始。在前述的章节中,我们曾强调过项目管理的循环体系,从项目的起始阶段开始,到计划、执行、监管,乃至结束的阶段,然后再重新循环进入新的计划、执行、监管与结束的阶段。故此,项目管理的核心就是不断地完善、精进项目的目标和目的,并将其置于循环、持续的管理工作之下。

对于社区健康项目管理团队而言,评估结果要顺利地进入项目管理的正向循环,则必须透过最终报告(final report)来加以实现。在结束阶段,无论社区健康管理的项目是终止、移交,或是另立新的项目,都必须借由最终报告的意见,提供相关的信息细节,供组织单位做决策。故此,最终报告的内容至少应包括:关于整个项目的时程记录,并提供摘要性的重点,说明项目达成的目标;将项目执行的成果和预期的项目计划作分析和比较;反映主要利益关系人所关心的议题;并能简单扼要地总结出项目评估的结果,说明相关经验的重要性和启发意义。一份好的最终报告必须以结构化的形式,让读者快速地掌握项目的全貌,不但要能提供宏观的目的和目标,而且要能顾到微观面的执行细节。然而,最终报告切忌以流水账的方式作陈述,或仅是以时间序列的方式交代过程。所谓结构化的形式,是指最终报告除了前述的内容外,也应该通过纸本或电子档的格式,将前述的内容以标准化的格式加以记录。表9-1呈现出最终报告的参考格式。

表 9-1　最终报告的参考格式

段落	内容
封面页	组织单位名称、商标、项目名称、报告缴交日期等
目录页	各个段落的页码、图目录、表目录等
前言	说明社区健康管理项目的背景、目的、问题陈述或解决问题的机会，以及针对重要贡献者的感谢辞等
项目目的及执行方法	撷取项目计划的重要内容——目的、目标、范畴、策略、项目预算、资源、赞助者、团队、重要利益关系人等
项目成果及主要达标工作	采用执行后评估的内容，摘要说明项目成果及主要达标工作
项目产生的议题	强调透过项目的计划、执行和完成所产生出来新的议题，而非项目设定要解决的议题
从项目获得的启发	从项目的过程评估中，撷取并撰写重要且精华的内容，作为从项目执行所获得的启发
建议和行动	包括接受项目的执行成果、移交项目、更多的监管或于未来进行项目成果的中长期评估等，都可作为成果报告中的建议和行动内容
参考资料	提供前述报告内容相关引用或参考文献的出处来源，或是内部调研资料的引用等说明
附录(视需要而定)	附加说明关键或重要的项目文档，或是关于项目执行纪录、统计资料、成果指标等相关重要细节，可使最终报告更为完整、详尽

资料来源：作者整理。

第五节　小　结

项目管理的结束期是项目执行收尾的阶段，虽然健康管理师及其工作团队已经完成项目，但并非意味项目就完全终止，通过结束期的诸多工作，如评估、考核、分析、成果报告等，使项目执行的成果能够被更完整地呈现，而原先项目计划所欲解决的问题，也可被重新审视。因此，某项目的完成，也可能是下一个新项目的开始；借由前一个项目的执行作准备，让新立项的项目及其执行团队更熟悉和了解现况，有助于新项目的推动。

在项目的结束期，社区健康管理者及其专业团队必须对项目的执行成果做评估，通常在项目完成后的1～3个月左右，最多不超过6个月进行项目执行后评估(PIR)，而执行后评估的结果对于项目管理者及其专业团队，还有社区居民、赞助者、其他重要利益关系人等，皆具有意义。因为执行后评估具有实质性的意义，也有助于团队专业的提升和问题的发掘、修正和调整，故此，本章也介绍在国外甚为重视的“第三方评估”概念，并说明“第三方评估”的分类及特性。

在社区健康管理领域中，社区健康管理师及其专业团队通过项目执行后评估，不仅可检视项目计划和项目执行实际成果间的差异，更可获得各方利益关系人对项目执行成果的意见。更进一步说，借由执行后评估，也可使项目管理团队在交接或另起新项目时，以成果报告作为参考的素材。因此,项目管理的结束期也是社区健康管理师及其专业团队应妥善处理的重要阶段工作。

对于社区居民而言,项目管理团队也会在结束期进行告别或承诺持续健康管理的相关工作,因此,结束期也是社区居民与项目管理团队的"道别"阶段,可能的情绪反应包括不舍、难过、依赖、期待等,健康管理团队若是没有适当地回应或安抚社区居民,则可能使之前多方共同建立的社区健康管理成果受到破坏或影响。尤其是在某些健康项目管理未能达到预期计划目标,或是未能完全满足社区居民的期待时,也有可能触发社区居民的抵触情绪,包括失望、灰心、批评等,甚至对后续健康管理项目或团队采取不合作的态度。因此,社区健康项目管理的结束期也必须考虑社区居民的感受和满意度。社区健康管理师及其专业团队应具有敏锐度和觉察力,在项目执行过程中,以专业、平等、互助、合作的态度,与社区居民建立信任及友好的关系,当有误会和摩擦发生时,也应尽可能地保持理性沟通,并借由换位思考的技巧与社区居民保持良好的伙伴关系。"积沙成塔,滴水穿石",唯有在双方长期维持善意的努之下,才能在社区的健康管理项目结束期画下完满的句号,并能真正地有助于社区居民健康管理长期永续的发展。

参考文献

李志军,2016.第三方评估理论与方法[M].北京:中国发展出版社.

SHOKRI-GHASABEH M,KAVOUSI-CHABOK K,2009.Generic project success and project management success criteria and factors:literature review and survey [J].Would scientific and engineering academy and society transactions on business and economics,6(8):456-468.

第十章　社区健康项目管理的评估

社区健康项目管理的评估是一项重要的议题，它既是项目管理过程中的一个部分，又是一项专门的技术。欲使项目管理能够步上轨道，并能了解项目规划、执行和结果之间的联结和对应关系是否紧密，则非借由评估而不可得。因此，本章专门将社区健康项目管理的“评估”(evaluation)单独讨论，使其与项目管理的准备期、起始期、执行期(含监控)和结束期并列，做进一步的说明和探讨。

针对评估的定义，Patton(2008)的说明如下：

评估一套系统化搜集信息的方法，搜集的内容包括项目的活动、特性及其成果和影响等，借以判断项目方案的成效，并据以改善或促进项目的发展及其效益；评估也可为未来项目的持续或决策提供相关的建议，并且增进我们对项目全貌的认识和了解。

由此可见，项目的评估无关乎项目规模的大小或是性质等，任何的项目都可以借由评估的方法达到前述的效益。尤其是一些规模宏大、影响深远的项目，如政府大型建设的工程项目等，则更需要借由项目评估，以确保项目执行的成果能符合其预期的目标，无论是实质的产品，或是无形的服务，抑或是以金钱为衡量标准的“物有所值”(Cousins，et al.，2014)。因此，项目评估也被视为产生专业的知识并提供项目成果的证明，它可为项目执行提供更好的服务、方案及设计。

不仅如此，项目评估也讲究一套价值体系的判准，提供不同的观点作为衡量的基础，借由衡量的过程，可展示评估者的观点立场、所使用的方法和其比较的对象等(Hawe，Degeling，Hall，1990)，因此，不同的评估角度和策略也会反映出不同的结果。然而，这并非指评估是主观的、易操弄的，或是评估的结果并不具参考性；相反地，项目评估的本质给我们提供了多维度的思考，并使我们有机会通过不同观点再次检视项目计划。因此，项目评估也被定义为“一套结构化的程序，借由综合性的信息以企图降低利益关系人做决策时或政策制定时的不确定性”(McDavid，Hawthorn，2006)。读者若能把握这样的原则，则可对项目评估有较为充分的理解，避免学习了项目评估的工具和方法，却忽略了其本质的意义。

第一节　评估的重要性与目的

评估可视为对项目的一种确认或保证(project assurance)，也可视为“把关”(gateway)的角色。借由评估可使项目管理者及其专业团队、单位组织、政府部门及项目的利益关系人等，了解项目的进行过程及其结果。因此评估不仅重在“评”的过程，也着重在“估”的结果。所以一个良好的评估，不但具有重要的参考价值，更是呈现“责信”(accountability)的机会,是有利于组织及团队学习的一个过程。

许多人将评估和考核、考试或是检测等量其观,甚至认为它们都是同义词,只是换个不同的说法。然而,评估和考核、考试、检测等有一项本质的区别,即在于其目的性。评估的目的性是多重的,除了可以达到考核、考试、检测等查弊纠错的目的外,还可以作为展现诚信、促进团队执行优化、自我改善并保持学习型团队的一种有利策略。意即,评估的本质意义,并非纠错或挑毛病,而是借由系统化、科学化的方法,帮助项目管理团队、社区居民、项目赞助者、利益关系人等;从不同的观点和角度,重新审视项目的计划、执行和结果,而其积极的效益大于消极的处罚或弹劾等意义。综上所述,社区健康管理者及其专业团队应秉此认知,对项目的评估采取正向、欢迎的态度,以谦虚及开放的观点,接受各方面的评估,并将其视为自我成长、不断优化服务的契机。

在社区健康管理的项目中,评估的重要性会受到重视,系由于社区本身的复杂度极高,此外,社区健康管理又是与社区居民切身相关的健康议题,须加以长期追踪管理。因此,若是健康管理师及其专业团队缺乏对社区和社区居民的认识,即评估未能到位时,则所有工作的基础都将建于流沙之上。换言之,在项目管理中,无论是何种类别的评估,皆是为促进对社区的了解此一目的而服务。

社区的基本功能包括如下五项:经济、教育、互动(归属)、管理及风险分摊。经济功能系指社区提供了经济层面的生产、分配和消费的机制,意即在社区中的居民,彼此的经济生活是紧密相连的。经济上的关系也会牵涉到社区居民的健康问题,如在以矿业生产为主要经济形态的社区,居民可能有较高的风险暴露在硅肺病等疾病风险之下。教育功能则是指社区所具有的社会化功能。家庭是每个人社会化的初步单位,扩大则成为社区。因此,社区不仅是生活场域,也是教育、社会化的场域。教育的层面相当广泛,除了知识的传授外,也包含生活习惯、饮食习惯、文化风俗等。这些潜移默化的教育功能,也与社区居民的健康生活形态有关,影响社区居民的健康。互动(归属)功能则是反映出"社会参与"的程度。俗谚云:"人不亲土亲。"事实上,中国人有浓厚的血缘、家族连带情感,安土重迁的传统观念也深植人心,因此,社区生活的性质也反映出故乡故土的认同和归属情感。这种互动(归属)的认同感,不仅可见于家族情感的维系上,也从许多"同乡""老乡"等称谓上反映出来,是一种社会参与的认同感。在社区健康管理中,社区具有互动(归属)的"社会参与"功能,对于社区健康管理师推动健康管理工作而言,或许是助力也可能是阻力。若能善加运用人亲土亲的情感连带促进社区参与共同关切健康管理工作,则健管师及其专业团队将能事半功倍;反之,若是未能顺水推舟利用好这项功能,则可能引发社区居民的串联抵触情绪,不利于工作的开展。社区的管理功能,则是强调社区具有"社会控制"的一面。在社区生活的场域中,除了更高层次的国家法律、政府政策等必须依从的控制力外,更多的是潜在的规则、文化、风俗习惯等。许多是以非正式、口头的,或仅是一种约定俗成的默契形式存在,但对社区中的成员而言,却可能有更深入、更紧密的控制力。因此,健康管理师及其专业团队也必须熟悉社区中的管理功能,并能敏锐地觉察这些隐而不显的规范,以宽容和理解的态度接受并沟通,方能取得社区居民的认同,也有助于项目的顺利推行,在执行过程中趋吉避凶。最后,是社区的风险分摊功能,这反映在社区居民的相互支持上。传统意义上,社区既是生产单位,也是生活范围,因此,社区居民必须仰赖相互的支持及合作，降低生活中的风险，并促进生产的效率。同时，由于人类生存面临诸多的风险，除了天灾地变外，还包括人类本身生、老、病、死等必经过程，都可视为个人及家庭的风险。借由社区居民集体的力量，彼此互相支持及合作，可在一定程度上对抗风险带给个人的冲击，如通过保险、互助会等社会制度。因此，社区也具有风险分摊的功能。在社区健康管理的领域中，社区的风险分摊功能常被运用于医疗社会保险的财务机制中，使社区居民在面对疾病风险与健康促进的需求时，可减轻经济负担。

社区基本的五项功能，可以对应人类基本生活的各项需求，符合马斯洛的需求层级理论。需求层级理论指出，人类的基本需求从较低层次到较高层次，可依序排列为：生理需求、安全需求、爱与被爱需求、自尊需求与自我实现需求。其中，社区的经济功能符合生理需求，风险分摊功能符合安全需求，互动（归属）功能可对应于爱与被爱需求，管理与教育等功能则可与自尊需求和自我实现需求相联结。因此，社区的基本功能也是反映出一个人在各种需求层次上寻求满足的过程。在社区健康管理的项目评估中，不仅是评估“项目”本身的“事”（任务），也是评估与项目发生关系的“社区居民”（人）及其需求的满足情况。因此，项目评估虽然有系统性、科学性的讲究和技巧，但仍不能忘却其本质，仍是“以人为中心”的基本价值。

第二节　评估的类型

评估的类型可依据目的而有不同的侧重点。主要可分为：过程评估（process evaluation）、影响评估（impact evaluation）和结果评估（outcome evaluation）。如此的评估分类，也符合项目计划的系统理论观点，意即一个项目在系统中，是由“输入”（inputs）的资源，如金钱、设备、人力等，经过一系列的运作“过程”（processes），这个过程如同一个“黑箱子”（black box），在其中有许多因素的相互作用、碰撞，乃至产生化学反应等，至终产生“输出”（outputs）的结果，如产品或服务等。输出的结果也会产生“反馈”（feedbacks），重新反馈到系统的输出端，如此反复循环的过程而成为一个不断运作的系统。如图 10-1 所示。不仅如此，整个系统是处于某一特定的环境中，系统也会与外在环境产生交互作用，相互影响，系统与环境的彼此互动又会产生另一重的影响或结果，称为“产出”（outcomes）。依据系统理论应用于项目管理中，可发现三种不同评估类型的差异之处。分述如下：

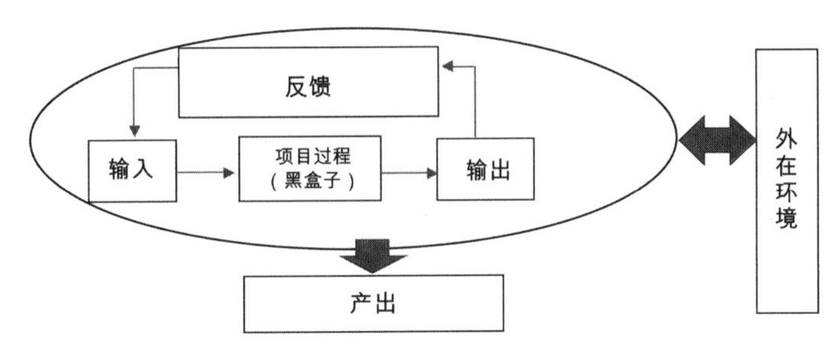

图 10-1　项目管理中的系统模型

资料来源：作者整理。

一、过程评估

在输入到项目过程(黑盒子)乃至输出的过程所进行的评估,称为“过程评估”。它强调项目执行过程中的细节,举凡项目的选择,执行的策略,执行方法的效率和技巧等。因此,它着重于项目执行过程中的点滴。持此观点的评估者认为,过程是决定结果的必要因素,甚至在某些特殊的项目中,确保项目管理团队依据正确、合理的执行过程来推动社区健康管理工作,可能比达到健康管理目的和结果更为重要。举例而言,社区健康项目管理的目标,是从饮食控制计划着手,降低社区糖尿病患者摄取糖分的量,在极端的案例中,若是采用了非常规的项目执行方法,如社区商家禁售糖品或甜食,或是以严格配给的手段,限制每户人家的购糖量等。虽然可以达到减糖摄取的健康管理目标,但是采用的策略和执行的方法显然并不符合常态的生活,从过程评估的观点来看,就不是一个恰当的社区健康管理项目。

过程评估的设计必须要回答在项目执行的过程中,做了什么事(what)? 何时做(when)? 由谁来做(who)? 作用的对象是谁(whom)? 以及如何做(how)? 虽然过程评估强调项目执行的过程,但并非意味着它完全不看项目的成果。相反地,过程评估也会看项目执行的结果,只是它更看重过程面的因素及执行时的细节,须与项目结果之间联结,更重视项目过程对项目结果所产生的影响(Saunder, et al., 2005)。因此,过程评估强调的是项目执行过程中的执行设计、利益关系人的管理、沟通过程和的细节、监管措施及结案条件或交接等一系列与项目方案有关的过程。表10-1可作为过程评估设计的内容和重点问题。

表10-1 过程评估的内容和重点问题

评估内容	评估重点问题
执行过程的设计和发展	项目设计的人力及各项资源安排,能否符合项目执行过程的设计和发展(pathway development)的需要?
利益关系人的管理	项目执行过程中的利益关系人的互动情况,包括会议记录的完整性、会议指导的效果,以及主要利益关系人对项目执行过程的影响性
沟通过程和细节	针对利益关系人和项目团队伙伴之间的沟通过程、影响以及细节的处理等进行评估
监管措施及对策	针对项目管理者的领导、决策和对项目执行过程的影响如何、是否作出有效的监督和管控、面对突发状况或偏差问题时是否能顺利解决等进行评估
结案或交接	针对项目的结案或交接是否能达成预期目标和目的作评估,包括对项目执行过程的品质、项目执行结果的影响等作评估

资料来源:作者整理。

二、影响评估

影响评估是指项目执行完成后所产生的直接影响(成果),以系统理论的观点加以分析,则是指各项资源输入经过了过程后的“输出”(outputs),强调这些输出所造成的影响之评估,称为影响评估。因此,它并非指项目对整个环境所造成的影响,这是我们在理解影响评估的意义时,所需要特别注意的。

影响评估的重点,是衡量项目的预设目标达到程度如何的一种评估观点。在时间点上着重于项目的结束阶段之后,对项目的预设目标和实际结果之间进行考核与比较。即使项目的执行产生了一些“非预期性”或“未预料到”的意外成果,无论其结果对于项目目标是正向或负向的影响,皆可以纳入影响评估中作全面的检讨。

诚如前述章节中所提及,在项目计划的阶段就设定好定义项目是否成功的指标(indicators)是十分重要的,尤其在项目执行完成,要进行影响评估时,社区健康管理师及其专业团队必须依照预设的评估指标(evaluation indicators)将项目的实际成果加以核对,以此确认项目的影响评估结果。因此,从实际操作的角度而言,影响评估十分直观、简单,只需要依照原本的评估指标,将实际结果加以核对即可进行评估。然而,在进行影响评估时,必须注意以下两个重点:

(1)避免生态谬误(ecological fallacy)问题。生态谬误是由于分析的单位错误搭配所造成。当评估者所拥有的实证证据的单位与分析和解释说明的单位相互不能配合时,即产生所谓的生态谬误,肇因于超越证据的不正确推理或过度推论。例如,若是执行社区健康管理项目一段时间后,社区健康管理师欲对“社区健康团体减重效果”进行影响评估时,但不是以“团体减重的公斤数”,而是以“参加社区健康减重讲座的人次”作为评估指标,则有可能造成生态谬误的问题。因为既然是要评估减重的效果,就应测量并纪录减少的公斤数作为指标,而不是以参加健康讲座的人次作为指标。参加健康讲座的人次在某个程度上,可以反映出讲座受欢迎的程度,或是社区居民重视减重的程度,却不能代表减重的实际成果。因此,在作影响评估前,不但要设定评估的指标,也要确保采用的指标切实反映项目所欲呈现的成果,才不致陷入生态谬误中。

(2)影响评估需设定“主要评估问题”(指标)外,也需要“细致化”问题(breakdown of questions),使评估可以操作化。评估指标的操作性问题,也需要和指标之间有密切的关联性,而将每一个拆分出来的问题综合起来,也必须支撑此一评估的指标,才能使影响评估具有信度和效度。举例而言,在社区健康管理项目中,欲评估项目的执行“是否达到原先项目计划预期的目标”时,则细致化的问题可能包括:项目任务及活动是否完成?是否达到原先预期目标的比例和时间?是否有变更过目标或执行进度?执行技术、资源的连结、项目团队等是否达到预期目标?这些评估的细项皆与其指标相符合,且能支撑指标的意义和重要性,则影响评估的细项问题才能代表指标呈现的意义。

三、结果评估(outcome evaluation)

结果评估是项目执行的全过程及其产出,经过反馈的过程,并与外在环境互动后的整体结果(outcome)。因此,结果评估的范畴是最大的,而项目的结果评估也是评估工作中较为完整的观点。由于某些项目执行的成果并非短时间内即会显现出来,也有许多项目产生的影响是间接性质的,这些都不是过程评估或影响评估所能体现的内容,必须借由结果评估才能有较完整的呈现。然而,结果评估的内容、耗时及资源的投入也是较多的。由于结果评估的复杂程度高并且牵涉范围广,往往结果评估本身也会成为另一个独立的项目,或是委由第三方客观独立的专业团队执行资料搜集、整理和分析等评估工作,以第三方评估的形式完成。

结果评估与影响评估皆是衡量并检测项目执行后成效的评估方法，然而二者的时间跨度有所不同。影响评估着重于项目结束时的成果，而结果评估则关注于项目结束后一段时间的长久作用及可能产生的涟漪效应（ripple effect）。举例而言，在以提升社区女性进行宫颈抹片筛检倡导的社区健康管理项目中，社区健康管理师运用影响评估了解项目的目标是否达成，如社区女性的宫颈抹片筛检率提升状况、社区女性对宫颈癌防治知识的增加程度等。然而，在结果评估中所关注的议题则可能更加广泛，而时间的跨度也更大。例如借由社区健康管理项目的实施，社区女性不仅关心宫颈癌的防治，更进一步地提升对自身健康的关切，甚至进一步组织了社区妇女的读书会，自发性地倡导、分享女性的生活保健知识等。这些并非原本项目计划的目标，因此并不会在影响评估中呈现出其成效，然而，可能在结果评估中成为项目执行的成果和亮点。

第三节　评估的方法和设计

无论是采用何种评估类型，皆需要因应评估的目的而采用不同的评估方法，并有不同的评估设计。本节中会列举多项评估的方法和设计原则，在实务评估的过程中，皆可以交互运用，或是合并运用。在实务评估中采用那些方法构成评估的设计，并没有一套绝对的标准，应视项目的性质及评估的类型和目的而定。其关键在于使评估的结果能够具有信度和效度，这有助于社区健康管理师及其专业团队，在进行社区健康管理项目时做决策参考。

评估采用的方法和设计，应依其目的而有多元的方法，只要有利于搜集到相关资料以便进行评估，皆可考虑采用之，因为评估资料搜集并非一套一成不变的规则，也不用拘泥于一两种方法，可以视实际的情况搭配组合使用（Patton，1990）。在实务工作中，评估的方法必须符合现实的需求，尤其是在社区复杂的环境中，每时、每区域都存在许多不同的条件限制及特殊的情况，需要因地制宜地“务实评估”（realist evaluation）（Pawson，Tilley，1997）；但同时，评估的原则也应有理论的依据，使评估能够经得起学理的验证（Chen，1990；Chen，2011；Wadsworth，2010）。本节根据评估的方法和评估的设计加以说明。

一、评估方法

此处所指的评估方法即为搜集社区居民健康讯息的方法。开展评估前，必须先进行社区居民健康资料的搜集，并对社区居民的健康概况做摸底和排查。然而，一方面基于个人隐私的保护需求，另一方面是因信息量大、内容庞杂，社区居民的健康信息也不能尽数符合社区健康管理团队进行健康项目管理时之所需。因此，借由适当的方法搜集、整理乃至保存、分析和应用社区居民的健康讯息，是社区健康管理师及其专业团队在开展评估前的基本功课。

常见的搜集社区居民健康信息的方法，分述如下：

(1)挡风玻璃式的调查:指社区健康管理师及其专业团队的成员,深入社区第一线,运用个人的观察,借由个人及公开的身份和关系建立,主观地搜集社区中所接触的所有居民彼此间的互动、生活形态等。同时,不仅是对社区居民的观察,也针对所处的环境做资料的搜集,如阳光、空气、水文、地理环境、工作形态、经济生产等个人所经历的一切物理环境资料。此资料搜集方法是基于个人视角,透过个人主观的体验和观察所搜集而来的资料,具有直观性和主观性,但往往离"真相"仍有一段距离,如同隔着一层带有个人主观经验判断的"有色眼镜"观察社区,因此被称为"挡风玻璃式的调查"。虽然这样的资料搜集方式并不客观,但是相当重要且必需。因为这是透过评估者个人直接的观感,即透过视、听、嗅、触、闻等感官感觉,亲身第一线了解社区的特性,以便进行社区居民健康的评估。

(2)重要人物访谈:在社区居民的健康资料搜集方面,不仅可以透过个人主观的参与观察,也可以透过对社区中的重要人物访谈,获得关于社区居民健康的重要讯息。采用此资料搜集方法时,不但选择的访谈对象必须相当了解社区,如长久居住在社区的居民,或是长期关心社区健康议题者,最好也能取得他们的认可和支持,以便于未来在社区健康管理工作推动上相互携手合作。实务上,也可从社区中选择具有影响力者或地方耆老着手,因为他们通常具备对社区事务的熟悉度,并能为社区健康管理师提供相关的信息和可能的协助。

重要人物访谈的内容,会因访谈对象的身份背景及健管师欲收集的资料而有差异,但一般性的内容包括社区发展的过程、社区的特性、人文典故或重要历史事件等。这些信息的搜集皆为更快认识社区、深入社区,并从"以社区居民为主体"的观点,了解社区中主要的健康议题为何,探究社区居民如何看待并处理自身所遭遇的健康问题。借由重要人物的访谈,可为社区健康管理师提供一个背景脉络,对于社区居民健康管理的重点和可能策略,较好地提出因应之道。事实上,借由访谈的过程,也是社区健康管理团队与社区重要人物之间建立关系的机会,获得社区重要人士的支持,将有助于在社区中开展健康管理工作。

(3)社会指标:社区健康管理师及其专业团队在搜集社区健康讯息的过程中,也需要借由现有掌握到的社会指标,加以整理归纳,并尽可能地分析比较,以形成对社区居民整体健康状态的初步评估意见。社会指标的范围相当广泛,常见的指标包括人口数、族群、年龄、性别、职业、宗教、经济收入、家庭组成、人口移动(包括移出和移入)等。若是项目团队推动健康管理的社区,其基本的样貌与整体社会指标相较有特别之处,则可作为社区的特色,并作为健康管理策略规划的突破口。例如,在矿区附近的社区,由于社区男性居民的职业多为矿工,而社区女性居民也多从事与矿产周边服务相关的产业,社区的经济生产条件及居民职业特性与矿产紧密相关,其社区健康管理的项目,则需要强调职业病的防治及维持其社区环境和生态的健全。总之,社会指标的搜集对于项目的评估,具有重要的功能和意义。

(4)社会调查:除了搜集、整理并统计社会指标等二手资料(second hand data)外,许多资料尚必须依靠社会调查(social survey)才能获得。社会调查是指社区健康管理师及其专业团队,透过由地段中随机选取一部分的社区民众,询问他们对于某些特定事项的意见。社会调查通常采用问卷调查(questionnaire survey)方法搜集资料。问卷调查实施的方式包括邮寄问卷、电话访谈或由访员对受访者进行面对面访谈，以搜集受访者对某些事项的态度和意见。社会调查是社区健康管理师及其专业团队获得第一手资料的方式之一，因为是借由问卷的形式加以调查，较前述的深度访谈更具有便利性和时效性。问卷的设计会依据项目和资料搜集的需求，将受访者的回答部分设计为全开放式、半开放式及封闭式三种类型。开放式问卷设计，让受访者对问题的回答有最大的自由度，回答的内容多是以文字、图形或是影音方式加以表达；封闭式问卷设计则是在受访者的回答选项上加以限制，每一项填答也都经过设计，使受访者能在最短的时间内做出最贴近其本意的答案；半开放式设计则介于二者之间，有部分的回答采用封闭式，有部分的回答供受访者自由发挥。

问卷调查的问题设计也可分为结构式、半结构式与非结构式。结构式设计指问卷调查的问题细项皆已确定，以相当结构化形式加以条列，并在访谈过程中依据顺序安排，依序由受访者回答；非结构式问卷设计则是如同前述开放式的回答般，连问题细项也都为开放性的，供访谈过程中的双方自由发挥，让访谈者及受访者畅所欲言。半结构式的问卷设计则介于二者之间，通常会由访谈者提供一个“访谈大纲”作为访谈内容的参考，但在实际访谈和资料搜集的过程中，访谈问题的顺序和内容，可以保持一定的弹性和开放性，通常半结构式的问卷设计可以营造轻松良好的访谈互动关系，鼓励受访者能够更多地提供信息，同时又能兼顾访谈的主轴和思路，不至于偏离或太过跳跃。

(5)民间团体咨询会议：社区居民的健康信息搜集，也可透过社区所在地的民间团体或非政府组织，如长青会、银发协会、基金会及民间自发的社团等，借由与民间团体建立良好的互动关系，形成共同群策群力的互助系统，将使项目管理团队推动社区健康管理时事半功倍。社区健康管理师可担任主持人的角色，邀集相关的医疗提供者、个案(社区民众)以及其他可能使用相关资源的个案共同参与咨询会议。在会议中不但可了解社区居民及本地民间团体的样貌和互动状况，也可以更进一步借此说明并倡导健康管理的重要性，以形成社区共识，凝聚团体的共同力量。因此，民间团体的协力关系将直接影响到社区健康管理项目的成败。总之，对于社区健康管理师及其专业团队而言，“团结一切可团结的力量”应是与民间团体接触并发展关系时的最高指导原则，即使某些民间团体对于健康议题并不一定感兴趣，或是社区健康管理并非其团体致力的目标也无妨，至少在协力并整合共识的过程中，可让民间团体更多地了解社区健康管理师及其专业团队，降低未来项目推动的阻力。即使民间团体或非政府组织不一定会帮助或支持项目的进行，但至少不会因为误解或缺乏沟通成为反对项目工作的障碍。

二、评估设计

在社区健康管理的项目中，评估设计通常依循项目逻辑模式(program logic model)进行。项目逻辑模式是以“理性人”为前提假设，依据理性逻辑的步骤规划，按部就班地执行评估，被认为是最适合的评估设计模式。项目逻辑模式不但是最基础的项目设计理念，也是在实务工作中运用得最广泛，具有卓越成效的模式。因此，本章中，作者将介绍项目逻辑模式作为主要的评估设计。

逻辑模式的评估设计可借由图 10-2 呈现不同的评估与目标之间的关系。

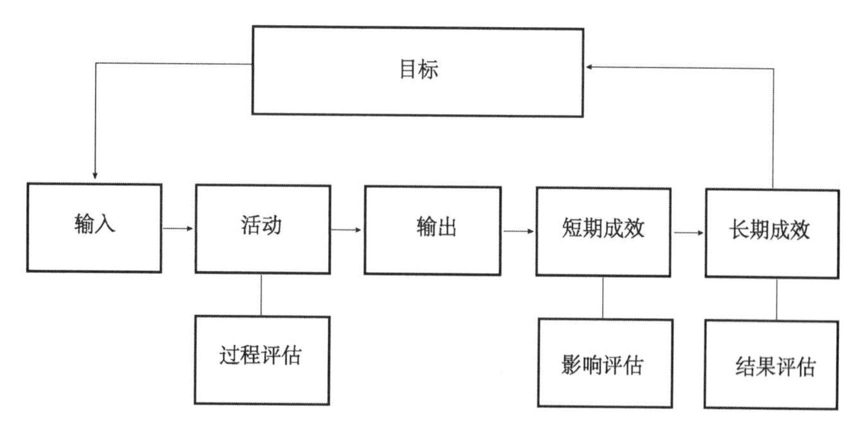

图 10-2　项目的逻辑模式评估

资料来源：Dwyer，et al.(2019)，p.132。

借由逻辑模式设计的评估，优势在于它强调项目投入与产出间、过程影响与目标间、项目成果与目标间的因果关系，因此具有十分鲜明的理性逻辑关系，且易于检视和验证。

在社区健康管理的项目中，逻辑模式的评估也可以将投入的资源（如人力、财力和物力等）与产出的效益（如社区居民健康管理的指标提升等）作因果关系的连结和检视；更重要的是，由于评估设计的模型为逻辑理性的关系，可以进一步分析项目成功或失败的原因。例如，当社区健康管理项目的成果未如预期时，可以基于因果关系的模型，分析是因为在必要活动上投入的资源不足，或是执行的力度不够，或是尚未达到足够影响社区居民健康行为的刺激等所造成的，并在未来的项目计划提案中加以改善或修正。

值得注意的是，逻辑模式的评估设计并不能取代项目计划执行细节的本身。无论如何，这只是为着项目的评估而设计，尽管评估设计是依循理性逻辑的原则，但它并非为达到项目本身的目标和目的，或是为解决特定的社区健康问题。因此，项目评估设计与项目计划本身仍是有本质的区别，不宜混淆。

第四节　评估计划的应用与经济效益评估

社区健康管理的项目评估，除了有多元的评估方法和设计可以采用外，实务工作中也常运用七个步骤来作评估计划的准备。评估计划是依据评估设计而来，如前所述，若评估设计是依据逻辑模式来进行，则评估计划也会遵循逻辑模式，以按部就班（step-by-step way）的方式加以实施。评估的七个步骤也可视为评估计划的架构，无论是过程评估或是影响评估，依循这个架构可使社区健康项目管理师及其专业团队实施评估更为顺利、成功。评估的七个步骤与实施细节，可见于表 10-2。

表 10-2　评估的七个步骤与实施细节

步骤	评估重点	实施细节
1	定义评估工作	回顾并检视项目中的关键策略及活动，判断那些工作是有助于短期或长期的效益
2	发展评估问题及项目成功指标	根据项目的目标和成功指标发展问卷的问题，这些问题必须能代表项目活动的品质及效益
3	选择评估方法	决定运用哪些方法搜集评估所需要的资料，包括项目的目的和成功指标
4	分配责任及任务	决定由谁负责整体的评估，且有谁会参与在评估的过程中
5	设定截止时间	决定搜集不同类型资料的截止时间，并预留反应和作业流程的时间
6	搜集资料并分析	分析资料并解释其意义以回复评估问题
7	宣传并应用评估结果	与团队成员、组织单位、重要利益关系人和社区居民，共同分享所撰写的评估报告，为着应用评估结果于未来的项目或评估设计之中

资料来源：Dwyer，et al.(2019)，p.135。

评估还有助于社区健康项目管理者做出适当的决策。因为对项目管理者而言，必须在有限的资源条件下，做出最适当的决策，以极大化资源的效率和效益（Drummond，et al.，2015），借由经济评估的辅助作适当的决策，是社区健康管理项目实务工作中常运用的方法。

经济评估（economic evaluation）是一种常用来比较成本与结果之间相互替换并呈现出不同选择的可能性的评估方式（Gray，Wilkinson，2016）。经济评估又可分为“成本利益分析”（cost-benefit analysis，CBA）“成本效益分析”（cost-effectiveness analysis，CEA）和“成本效用分析”（cost-utility analysis，CUA）三种类型。其特点和差异分述如下：

一、成本利益分析

成本利益分析强调的是项目中，不同介入策略间的投入成本与获得利益之间的差异分析。不仅如此，成本利益分析将成本和利益都换算成货币（金钱）后，以实际的数值作为比较标准。此评估缺点是显而易见的，因为有些项目策略很难用货币价格加以衡量，某些具有复杂概念的价值观，如生活品质、幸福感等，都不是金钱能够加以换算的，因此，成本利益分析的评估有可能失真，无法忠实呈现在项目中选择某些策略及介入措施的价值性。

二、成本效益分析

成本效益分析并非以金钱衡量项目的介入措施及其成效。成本效益分析所谓的“效益”，是使用“本质”（natural units）加以衡量，例如，在医疗系统中所追求的本质就是治愈率；而在社区健康管理中的本质，则可设定为降低某项慢性病的发生率等这些项目实施所欲达成的“特性”，才是成本效益分析的重点。

三、成本效用分析

成本效用分析与成本效益分析的差别在于，成本效用分析不是从项目所欲达成结果的“本质”加以比较，而是以品质调整寿命年（quality-adjusted life years，QALYs）来比较不同的项目介入策略和结果之间的差异。品质调整寿命年是一种调整的期望寿命，用于评价和比较不同的健康干预间的差异。举例而言，假若禁止社区长辈吃五花肥肉（健康干预策略），虽可降低高血脂的发生率，从成本效益分析的评估观点来看，此策略应十分奏效；然而，若是坚决执行了此干预策略，将使长辈十分嘴馋，原本偏好吃五花肥肉的生活乐趣完全被剥夺，甚至营养师用心规划口味清淡的饮食，也因为饮食乐趣丧失殆尽，而影响了长辈的食欲，进而可能降低其生活品质。从成本效用分析的评估观点来看，这样的干预策略就不是可取的最佳选项。

经济评估常被应用于健康或福利经济学者，借以分析在有限资源下，如何从经济效益和效用的观点作最适当的资源配置。因为无论何种决策，都会产生机会成本，即为了达到某项利益的花费，使其丧失了投入在其他利益的获得上；同时也借由边际利益分析，即选择某项决策所付出的最后一块钱所产生的利益如何，取代对平均利益的分析（Meacock，et al.，2014）。经济评估也有助于评估各项干预策略的相对健全性和效益性（Drummond，et al.，2015；Gray，Wilkinson，2016）。因此，经济评估是社区健康管理项目时常运用的评估方法之一。

第五节　评估结果的意义和影响

评估结果不但对于社区健康项目管理者及其专业团队，具有参考的价值，对于社区居民的健康管理也具有积极的意义。事实上，所有社区健康管理的推动，最终的目的仍是以提升社区居民的健康自主管理意识为最高指导原则。因此，评估的结果能否体现出此效果，攸关项目设计、计划、执行与监管的成败。

在实务工作中，为评估所做的许多早期准备工作，包括建立资料搜集的方法、检视项目的执行过程等，皆有助于社区健康项目管理者进行项目的影响评估或结果评估。然而，评估并不是一帆风顺的，也不一定能获得各个部门及成员的配合。因为无论如何设计，评估仍会给予人一种被检视的感觉。评估就是将投入、过程，乃至产出和结果都作重新检视和比较的一套方法。因此，难以避免让被评估人感受到有针对性的目的，甚至是“政治性”动机，也可能牵涉到组织内、外部，各部门间的权力关系等。

对于评估结果的意义和影响，社区健康管理者及其专业团队期望能够将评估过程中非理性的因素降至最低，同时，能够通过适当的评估设计，使评估的结果有助于决策的分析和未来项目计划的改善。在技术上，可以将评估分为“内部评估”（internal evaluation）及“外部评估”（external evaluation）以降低评估过程中的非理性因素，并增加评估的公正性和客观性。所谓内部评估是指评估者由组织单位或项目团队中的成员担任，属于一种内部参与者的评估（insider evaluation），这样的评估者对项目的熟悉度和参与度较高，且具有实际投入社区健康管理项目的经验，因此其评估的结果将十分具有参考性，且能直接地反映出第一线的问题和困境。然而，内部评估也可能面临较不缜密的质疑，除了易流于主观外，其评估方法的专业度、是否存在观点的偏差，以及内部参与者欲呈现较好的一面，而刻意地挑选某些指标和成果来包装评估结果，致使内部评估常被诟病为无效的或是仅具参考价值的评估结果。

相对地，外部评估则是由组织单位或项目管理团队外部的成员所进行的评估，通常这些外部成员或团队具有专业的评估技巧，也会针对评估的需要采取不同的评估设计和评估策略，例如，视项目的特性采用不同类型的经济评估等。对外部评估者而言，他们在主观上不与项目有过多的连结和纠葛，因此可以用较客观及超然的立场搜集、整理和分析资料。因此，通常外部评估结果会较内部评估结果更具公信力和说服力。然而，外部评估也有部分限制，如成本较高、外部成员对项目本身的了解有限，或是在资料搜集与分析过程中，较易受到受评估者的排斥和抵抗等，表 10-3 将内部评估和外部评估的优势和限制加以比较，可以呈现出二者的特色。

表 10-3　内部评估与外部评估的优势和限制

	内部评估	外部评估
优势	1.深度了解项目的内容及发展脉络 2.较易发展与成员及社区居民间的信任关系 3.评估者即为组织团队中的一员 4.可发展组织团队的评估技巧及批判反思能力 5.成本较低	1.引进外部的观点，确保客观性及实时准确的建议 2.外部评估者具有独立性，不受组织团队的约束，也可避免团体偏见 3.可提供专业的评估技巧和经验，并针对不同的项目采用不同的评估设计 4.外部评估者也可作为沟通的辅助者，成为项目管理团队内、外部获得信息的媒介 5.可为组织单位带来接触其他资源的机会
限制	1.不易招募内部人员作为评估者 2.评估者不易有额外的时间和心力投入评估 3.可能缺少评估的技巧和经验 4.角色冲突的问题或是对组织的忠诚度可能阻碍其评估的客观性，也降低了评估的可信度	1.成本较高 2.外部评估者对于项目和组织单位的文化较缺乏认识和理解 3.需要花费较多时间与项目团队成员和评估参与者建立互信 4.需要时间去协调折冲，并订定契约以执行评估

资料来源：作者整理。部分引用自 Dwyer，et al.(2019)，p.142。

综上所述，无论是内部评估或外部评估，从评估结果和影响来看，各有其优势和限制。因此，对于社区健康管理师及其专业团队而言，应视项目本身和组织单位等各项条件，决定采用何种项目评估，并在面对结果和影响时，能够理解其各自的优势和限制。

尽管评估的设计和方法十分多元，但实务上仍要视实际的情况作修正或调整，并没有一种“一体适用”或一成不变的评估策略。即便是预先设计良好的评估策略，也有可能在搜集资料、分析资料的过程与解释评估结果时，遭遇到抗拒、不合作，甚或是挑衅的态度回应。其实，这也反映出社区健康项目管理实务工作的复杂性，以及社区环境中，各方具有不同观点和利益冲突的缩影。要同时呈现不同观点或立场的评估结果往往并不容易，而评估者采取何种观点的本身，也是一件需要被检视并充分揭露的信息。由此可见，评估结果真正的意义和影响，其实超越了对项目本身的理解，也不仅仅是为着提供作决策而进行的资料搜集、整理、分析和比较，它更是一个提供高品质信息的过程，为社区健康管理团队及相关利益关系人提供一个反思及自我检视和自我挑战的机会（Larsen，et al.，2005）。

借由过程评估、影响评估与结果评估的进行，项目管理团队同时也在优化并提升执行社区健康管理的能力，透过这个循环的过程，不断检视并改进自身的缺失和不足之处，才能达成评估的意义和效果。

参考文献

COUSINS J B，WHITMORE E，SHULHA L，2014.Let there be light：a response to Fetterman et al.[J].American journal of evaluation，35：149-153.

CHEN H L，2011.Predictors of project performance and the likelihood of project success[J].Journal of international management studies，6(2)：101-110.

CHEN H T，1990.Theory-driven evaluation[M].Thousand Oaks，CA：SAGE Publication.

DRUMMOND M F，SCULPHER M J，CLAXTON K，et al.，2015.Methods for the economic evaluation of health care programmes[M].4th ed. Oxford：Oxford University Press.

DWYER J，LIANG Z，THIESSEN V，2019.Project management in health and community services：getting good ideas to work[M].3rd ed.NSW：Allen & Unwin.

GRAY A M，WILKINSON T，2016.Economic evaluation of healthcare interventions：old and new directions[J]，Oxford review of economic policy，32(1)：102-121.

HAWE P，DEGELING D，HALL J，1990.Evaluating health promotion：a health workers guide[M].Sydney：MacLennan and Petty.

LARSEN L，CUMMINS J，BROWN H，et al.，2005.Learning from evaluation：summary of reports of evaluations of leadership initiatives[R]，London：Office for Public Management/NHS Leadership Centre.

MCDAVID J C，HAWTHORN L R L，2006.Program evaluation and performance measurement：an introduction to practice[M].Thousand Oaks，CA：SAGE Publication.

MEACOCK R，KRISTENSEN S R，SUTTON M，2014.Paying for improvements in quality：recent experience in the NHS in England[J].Nordic journal of health economics，2(1)：239-255.

PATTON M Q，1990.Qualitative evaluation and research methods[M]，Thousand Oaks，CA：SAGE Publication.

PATTON M Q，2008.Utilization-Focused Evaluation[M].4th ed.Thousand Oaks，CA：SAGE Publication.

PAWSON R，TILLEY N，1997.Realistic evaluation[M].London：SAGE Publications.

SAUNDER R P，EVANS M H，JOSHI P，2005.Developing a process-evaluation plan for assessing health promotion program implementation：a how-to guide[J]，Health promotion practice，6(2)：134-147.

WADSWORTH Y，2010.Building in research and evaluation：human inquiry for living systems[M].Sydney：Action Research Press，Hawthorn and Allen & Unwin.

第十一章　社区健康项目管理的专业人才与培训

对于社区健康项目管理的理论和实施策略，在前述章节中已作了详细的介绍，然而，所有项目方案的计划、执行、控制、评估等，皆离不开人的因素。在社区健康管理领域中，必须有懂得项目管理的专业人员；而了解项目管理的专才，也必须涉猎社区健康管理的观念和知识，才能较好地将社区健康管理与项目管理两个领域加以整合。由于社区健康项目管理是综合性、跨专业的管理领域，它对专业人力的需求也更为殷切。然而，在实务工作场域中，社区健康项目管理是新兴的管理子学科之一，此外，无论是健康管理或项目管理，都是近年来才引进国内，并逐渐为国人所认识。因此，相关专业人才的供给与实际的需求相较仍显著地不足。因此，为提升我国社区健康项目管理的专业人才质量，通过大专院校等教育机构作系统化的人才培训工作刻不容缓，是我国欲实现 2030 健康中国政策目标愿景当前最急迫的需求。

本章特以莆田学院中外合作办学项目人才培育计划为案例，深入介绍我国目前培育社区健康项目管理人才的可能途径，并借由实际案例的分享抛砖引玉，供各界参考，并进一步思考我国未来培育新时代、本土化健康项目管理人才的可能策略。莆田学院中外办学合作项目的案例，在福建省内乃至全国范围内均具有启发性意义，尤其是着重在大健康产业领域的人才培养及训练，借助外籍师资及台籍教师的教学经验及实务管理资源，专业方向建设及相关专业课程的设计，乃至于学生见习、实习及工作接轨的安排和规划等，形成一系列系统化的人才培训作业方案，其中所获得的宝贵经验与相关知识，相当值得参考与借鉴，并可作为未来社区健康项目管理专业人才培训的典范，具有学术研究与实际经验探讨的价值。

第一节　社区健康项目的人力资源管理

社区健康项目管理是项目管理（project management）专业应用的一支，主要是将项目管理的观念，运用于社区场域中，使社区居民的健康管理，能够以科学化、系统化的方式加以提升和促进，一方面有助于降低医疗成本的耗费，另一方面可以降低疾病风险对居民生活品质造成的负面影响，因此，社区健康项目管理对于国家经济发展和民众福祉提升皆有正面的益处。

然而，面对新形态的各种疾病、社区都市化人口的增加、社会人口结构的老化、经济产业的变迁，与家庭成员结构的改变等，我国当前面临的社区健康议题不只一端，而是多元纷呈，甚至是交互影响形成复杂难解的社会问题。因此，透过专业的社区健康项目管理人才的培育、训练，并鼓励、引导社区健康项目管理人才实际投入社区健康管理的推动、倡导多元创新服务工作，就成为国家发展刻不容缓的任务。我国社区健康项目管理需要大量基础的专业人才，包括护理、社工、照顾服务、医师、药师、康复治疗、中医保健等，更需要能够统筹规划，具有通盘考虑、擘画经营能力的健康管理人才作为枢纽和轮轴的角色，推动我国社区健康管理时代的大轮持续地前进。

在《"健康中国 2030"规划纲要》中，第 22 章"加强健康人力资源建设"阐述了我国未来如何培养培训健康人才投入健康产业；同时，针对健康领域的创新人才，提出评价和激励的机制，以更好地鼓励人才投入健康产业，并能留住优秀人才，传承并发展相关的专业和经验，形成我国健康产业发展的良性循环。

在社区健康项目管理中，人力资源管理的重点不外乎人才的选拔、训练、考核和任用。借由人力资源管理不断循环的过程，连接人才的晋用、升迁、转任或调职，以及奖惩和辞退等。因此，人力资源管理是管理学门类中一门新兴的学科，而社区健康管理也是新兴专业，在社区的场域中又是综合性专业，复杂度高且对跨专业整合、协调的需求更大，故也具有独特的重要性，值得更进一步的探讨。

社区健康管理领域中的人力资源管理可参见图 11-1，重点项分述如下：

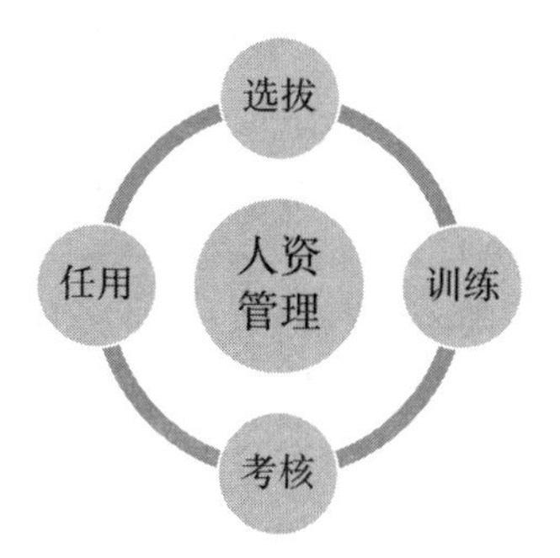

图 11-1　社区健康管理领域中的人力资源管理

资料来源：作者整理。

一、选拔

人才的选拔除了根据对人才的认识外，更需要依据社区健康项目管理的人才规划。社区健康管理师必须了解欲推动的社区健康管理项目，可能会涉及的专业；而跨专业的合作及协调，又需要用到何种背景的人才。此外，不仅是人才的专业背景，也包括了人才需求的数量、所需人力的投入时间、人才学历、经历等。因此，撰写人力资源规划书或人培方案是社区健康管理者在选拔人才前需要准备的基本工作，并依此做进一步的人才选拔工作。

二、训练

针对选拔出来的人才，则需要给予适当的培训，训练可分为"入职前"的职前训练及

“入职后”的继续教育训练。事实上，当人才进入社区健康项目管理团队中成为团队成员后，每一个团体分子都在相互影响，也在相互教育，所以训练的范围绝不仅限于一场讲座、一门课程等，训练在社区的工作场域中，无时无刻不在进行。因此，社区健康管理者的任务，就是建构一种良性循环、鼓励团队伙伴相互学习的优质环境，透过彼此的教导和相互的训练，形成一种相互学习、共同成长的氛围，则训练效果将可更为显著，并进一步促成团队组织成为“学习型组织”。

三、考核

考核是依据训练的期待以及人才在岗位上的实际表现，而予以反馈的过程。因此，考核必须搭配评价、反馈、奖惩等配套机制，否则考核只会流于形式。考核有时也会成为评判人才是否足够资格入职或上岗的过筛机制，就算已经进入工作团队中，也需要通过考核评断其工作表现，作为未来是否晋升或长期栽培的参考。因此，考核是人力资源管理工作中不可或缺的一环。实务工作中的考核方式也相当多元，透过自评、互评及上级考核，或是内评、外评等方式，都是考核可以采用的策略。

四、任用

社区健康管理项目中的人才任用，除了根据人力资源规划书外，也涉及单位组织的规范、国家法令的规定，甚至是组织文化、领导偏好及社区本身的特性等。然而，虽然社区健康管理团队人事任用的影响因素众多，其基本的原则仍应建立制度性规范，并尽可能做到公平、公正、公开透明的原则，使事合于人且人安于事，让团队的人事工作能够稳定、持续且具有发展性。任用人事的过程随着项目的成功、业务的增加及组织目标的提升等，可能逐渐产生组织结构庞大化的现象，至终导致组织人事臃肿、效率不高的问题。英国著名历史学家西里尔·诺斯古德·帕金森(Cyril Northcote Parkinson)在其2004年出版的《帕金森定律》(Parkinson's Law)书中说明，机构人员膨胀的原因在于管理者倾向找更多位比自己能力逊色者分担其工作，后果则是人员增加，但是工作效率和效能未能随之提升。因此，人事的任用不仅是“给位子”，也在于“确认位子”的必要性。

综上所述，社区健康管理者及其专业团队必须对推动社区健康管理团队的组成成员预先有所设想，根据其经验及专业做好明确的人力资源规划，包括前述选拔、训练、考核和任用的子计划，并在可能的范围内，做好人力盘点及工作量评估等工作，才能避免人浮于事或效率效能不高的问题。

第二节　专业人才与跨专业人才

一、人才层次——专业、半专业与非专业

在社区健康管理的领域中，社区健康管理项目的推动除了有充分完整的计划外，更关键的是人的影响因素。如何找到适当的人，且将不同的人才放置在不同的工作任务中，并

借由良好的沟通联络机制，使人才能够互相合作、协调，以产生最佳的工作效果，则是社区健康项目管理者及其专业团队所必须思考的问题。

社区健康管理项目的执行需要一个综合性的团队，其中包括各种不同专业的人才，如健康管理师、护理师、社会工作师、医师、康复治疗师、药师等。然而，不仅是具有证照的“专业人才”，在团队中也包括不具有专业证照，却有实务工作经验和能力的“半专业人才”，如看护工、家政人员、建筑工等，也包括了许多完全不具备社区健康照护管理技能的“非专业人才”，如农民工、群众、家属、社区居民等。因此，在社区健康管理项目中，如何调度不同层次的人力资源，共同为项目的目标和目的效力，则是社区健康管理者及其专业团队的重要挑战。唯有将多元人才整合在一起，才能使项目更好地运作，并较易于达致预期成功的目标。人力资源的层次可见于图 11-2。

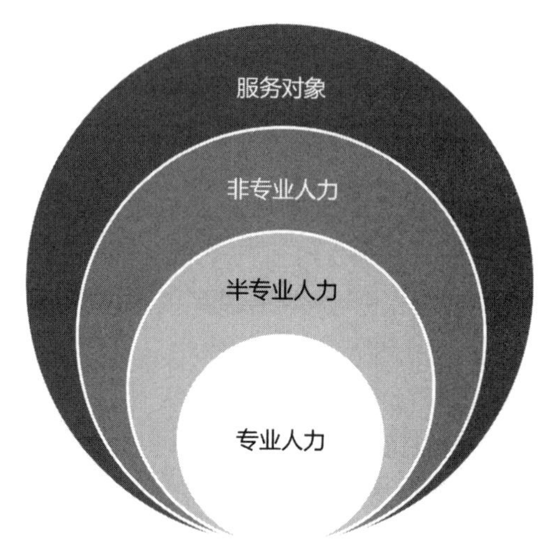

图 11-2 社区健康项目管理的人力资源层次图

资料来源：作者整理。

社区健康管理师是以健康管理师的执业资格为基础，将健康管理运用于社区场域中的专业人才。社区健康管理师可能兼具有其他不同的临床专业背景，如护理、社工等，但在健康管理师这个专业角色上，其最重要的角色和功能在于运用健康管理的知识，整合社区的资源，串联多元的专业，以跨专业整合者（coordinator）的角色组织成健康管理的团队，共同促进社区居民的健康，在消极一面降低各种急慢性疾病对社区居民健康的负面影响，并在积极一面提升社区居民的健康和生活福祉。

二、跨专业人才的培养

跨专业人才的养成，除了借由多元专业背景的训练外，更重要的是在培养过程中，能够让学习者具备多元观点的视野，并保持开放性精神和具有弹性的态度，达成持续性学习的效果。这样训练出来的人才不但能符合健康管理的跨专业需求，更能适应未来多变复杂、分工愈趋精细的大健康产业的时代及产业趋势。以此为目标而设定的人才培养方案是我国培育新时代健康产业人才所急需的，最直接有效的教育模式，即借助于国外的人才培养方案，并能加以本地化修正，以符合我国的国情，同时，又使学习者能够在学习过程中，增加跨国经验的汲取和分析比较，将有助于学习者的思辨能力提升，并更进一步有助于未来发展和创造出适合于我国健康产业需求的产品和服务。然而，目前国内在健康产业领域，具备中外合作的人才培育方案并不多见，作者以莆田学院“医疗健康产业管理中外合作办学项目培养方案”为例，说明健康产业人才培育的重点和特色。

三、医疗健康产业管理中外合作办学项目培养方案案例

“医疗健康产业管理中外合作办学项目培养方案”旨在培养适应健康中国、医疗健康产业发展新形势的需要，树立强烈公共精神和公共服务意识，具备现代医疗健康产业理念与管理特长，系统掌握现代健康管理的基本理论和实践技能，具有国际视野和创新思维，以及跨文化的交流、竞争与合作能力，适应健康中国建设，能在国内外卫生行政管理事业部门、医疗卫生服务机构、社区健康服务机构、健康管理咨询机构等单位从事医疗健康产业管理工作的应用型人才。

此人才培育方案是本科学制四年，每学年实行两学期制，而每学期皆有 16 个教学周。除了公共必修课、公共选修课外，尚有专业基础课、专业必修课、专业任选课和毕业综合训练及实践等环节，总计 166 学分，2 200 学时。其中包含了 19 门外教课程，每学期外教教师和中方教师共同授课，使学生能在中、英双语课程的环境中，直接吸收国内外最新医疗健康产业新知；实践环节学分占总学分百分比达 30%。此项人才培育方案的特色在于：

（一）针对医疗健康专业

在此项人才培育方案中，是以医疗健康为核心作相关课程的设计。医疗健康产业的人才培育在国内是介于医学院和管理学院的之间综合性专业。因此，学生除了具备医疗健康相关的基本知识，也需要有管理的专业知能。借由医学和管理学的综合性课程设计，学习者能全方位掌握医疗健康管理的专业知识，培育社区健康管理师的基本技能。

（二）中外合作办学

本课程的特色在于它是有关医疗健康领域专业的中外合作办学方案。所谓中外合作是指在四年的学制中，其中 2.5 年是在莆田学院上课，而剩余的 1.5 年则是前往美国新奥尔良大学（University of New Orleans）修习医疗健康专业。借由中外合作办学，共同设计课程，互相承认学分，学习者可在四年修习并通过考核后，取得双联学士学位。同时，学习者也必须适应双语教学课程及跨文化的学习环境，借此培养中、英语语言能力和国际观，为新时代医疗健康产业的人才培育奠定基础。对于莆田学院而言，这样的合作办学有利于引进外方师资和课程，采用多元化的教学策略和方法；更重要的是，能够吸收国外医疗健康产业最新发展的案例，并借镜其发展经验，在短时间内加速提升我国医疗健康产业管理的发展水平，快速建立具有中国特色的本土化医疗健康产业。

（三）强调实践能力

医疗健康产业管理中外合作办学项目培养方案也十分强调学习者的实践能力。所谓实践能力，系指医疗健康管理人才不仅具备相关学科知识，更能够在社区场域中，将理论与实务相结合，具备实作实操和实践的能力。因此，在课程设计中，实习教学、实训模块、创新创业训练周和集中性实践环节等，皆是强调学生在“做中学，学中做”的训练过程。实

习部分包括岗位见习、毕业实习、大学生创新创业训练周以及毕业论文等，这些课程都需要教师陪同并指导学习者，并视学习者的需求及时提供在旁指导，使学习者能获得启发性的引导，并更进一步地强化实践能力。实践能力的训练也包括借由组建团队共同参与校内外创新创业竞赛等兼具实践能力和比赛规模的活动，在准备竞赛的过程中，以赛代训，教学相长，且能观摩到业界及其他优秀团队的表现，有助于学习者的创新创业实践能力更上一层楼。

通过莆田学院"医疗健康产业管理中外合作办学项目培养方案"的推动，连接并服务地方经济社会发展，实施"政校企行"联合培养人才方案，契合莆田市政府"336"工程战略中"积极培育医疗健康500亿新兴行业"的发展计划，达到培养人才、共创多赢的战略目标。通过人才培育的平台，本项目也连结多项社会资源，如莆田（中国）健康产业总会积极联系莆田民营医院与学校开展"订单式"人才培养计划；和上海米瑞可医疗整形机构集团、深圳中豪集团、广东中和集团、广东科康集团、厦门美莱整形医院、福州台江医院等集团签署了"校企合作三方协议书"。此外，本项目也结合本地特色和产业，使学习者能在妈祖健康城的相关企业和公司进行实习，并参与实践基地的建设，共同开展校企合作项目。

第三节　社区健康管理师的职业前景

社区健康项目管理的策划、推动与执行，皆需要仰赖熟悉医疗健康产业，同时兼具管理技能的人才，健康管理师即为兼具此二项专业背景，且必须通过专业资格证考试的专业人才。因此，健康管理师成为近年热门的新兴职业。由于我国经济发展快速，普遍民众生活品质已得到很大提升，对于公共卫生及医疗健康服务的需求也随之不断增加。此外，大规模流行性传染病及新型疫病的出现和传播，使社会大众普遍更加重视对健康和生活品质的追求，同时，对于公共卫生和医疗健康的期待也不仅是停留于"疾病治疗"需求的满足，更进一步地转向期望能"预防疾病"，乃至于"健康促进"的观念。因此，健康管理师的专业训练和工作内容，正是满足社会对于预防医学的期待和需求，成长为朝阳产业中炙手可热的人才。

健康管理师的工作对象多为健康及亚健康者，工作重点在于照顾健康族群维持健康，避免发展成疾病；针对亚健康者，工作重点则在于透过系统化的健康管理及干预措施，延缓身体功能的衰退，积极一面还要能协助其恢复健康状态。借由一系列具体的工作内容，包含：搜集和管理个人或群体的健康信息；评估个人或群体的健康和疾病危险性；进行个人或群体的健康咨询及指导；对个人或群体进行健康维护；进行"健康管理"技术应用的成效评估等，来达到健康管理计划的预期目标，将健康管理视为一个"项目"（project），在特定的时间和成本下，整合个人、家庭、社区，乃至于更宏观范围的社会资源共同协助，以完成项目的目标和目的。

目前，社区健康管理师并未被我国的职业分类大典收录，可视其为健康管理师在社区场域工作并执业的一种形态。事实上，取得健康管理师执业资格证的专业人才，其工作场域十分广泛，除了在医疗机构之外，也可以从事医疗健康顾问、高端医疗健康咨询、社区健康管理等大健康产业相关工作，行业范围更扩及健康养生、营养、运动、减肥、美容、心理咨询等。许多企事业单位、健康管理公司、疗养院、体检中心、健康保险公司等都对健康管理师有很大的需求。由此可见，健康管理师不但可选择在社区中工作，而且在社区之外的其他领域，也有大量的执业机会及工作发展空间。限于篇幅，本文仅着重说明健康管理师于社区场域工作的需求，期使读者对于其资格及养成有更进一步的认识。

一般而言，社区健康管理师的工作形态会依据其服务的团体或个人属性，弹性调整工作时间，但并不像医师、护士等临床医疗人员等需轮值夜班。因此，它是较可平衡个人生活和职涯发展的专业，且具有很多工作选择的机会；在工作价值上，健康管理师可借此专业助人获得健康，同时获得自我实现的成就感。更重要的是，由于具有健康管理和健康促进的专业知识，对于自身及家人的健康也会有较高的关注度，可较好地对家人健康起到保障作用。因此，健康管理师资格证书不仅是个人就业的保证，更是社区民众健康管理的守门人及推动人。社区健康管理师的需求也反映出社会发展的需要。由于我国在2008年爆发了“三聚氰胺毒奶”事件，唤起社会大众对于食品安全及人身健康的重视。健康意识高涨，社会大众也更关心自身的健康状况，愿意投资更多成本在健康管理、健康促进的领域。世界卫生组织(world health organization，WHO)指出：人类三分之一的疾病，是可以通过预防保健加以避免或有效控制的。因此，健康管理师的专业角色，即在于通过预防保健避免并降低人群的患病风险，并积极促进人群健康，达到更高的生活品质。在现代社会中，借由“吃巧、动多、睡好”获得健康，更已成为全民运动，成为普遍生活品质提升的追求目标。健康管理师的专业服务，即是对人群或个人健康和疾病进行监测、分析、评估以及健康维护和健康促进，通过科学的管理方法，降低家人或客户的医疗费用，并提高生命品质，从而缓解日益严重的医患矛盾(刘天鹏，2006)。因此，社区健康管理师的工作任务也十分重大。虽然中国2005年才发布了健康管理师此一新兴职业，但是欧美国家在二三十年前就已开始风行了。在西方一些国家，如美国、德国、英国、加拿大、芬兰等，已把健康管理作为医疗服务体系中不可或缺的一部分，并逐步建立了不同形式的健康管理组织。借由健康管理组织与医疗机构、社区相结合，可以达到对疾病“早期发现，早期治疗”的目标，更进一步地对疾病的危险因子进行管控，达到健康管理和健康促进的效果。借由健康管理专业的融渗，可有效地降低后段的医疗支出，因此，社区健康管理也可视为医疗健康资源的重新配置，将第三段的医疗成本，转化为第一段预防及第二段预警的健康投资，使有限的社会资源得到更佳的运用，产生更好的社会效益。

社区健康管理对于企业的营运也有帮助。在西方国家，企业的经营管理者意识到员工的健康直接关系到企业的经营效益及长期发展，健康管理被视为医疗保健基本消费的一环，它不仅是员工福祉的一环，更是具有人力资源投资价值的长期性战略项目。以美国密歇根大学健康管理研究中心主任 Dee W. Edington 多年研究的实证经验为例，10%的个人和企业未参加健康管理，医疗费用比原来上升90%；90%的个人和企业参与健康管理后，医疗费用降到原来的10%(陈薇静，杨俊，2010)。因此，健康管理对于企业的人力资源管理而言，不但有助于生产力提升，更可有效降低医疗成本的开销。不仅如此，企业的生产、制造、投资、消费等，都与企业所在地的社区紧密相连，企业对于所处社区的居民健康和生活福祉也具有相当的社会责任，因此，企业运用并推动社区健康项目管理即成为敦亲睦邻、在地永续发展的一项合理投资，也是企业与社区共创双赢的绝佳策略。因此，企业在生存发展的同时，更需要善尽企业社会责任（corporate social responsibility，CSR），无论是对企业员工或是对社区居民，企业皆可透过社区健康项目管理的策略，善加运用健康管理的知识，致力并贡献于全民健康。这也是未来社区健康管理专业的发展，必须“联结于企业、扎根于社区”，形成大健康产业的良好发展态势。从中国健康产业的现状及发展态势来看，专家估算中国至少需要200万至400万健康管理专业人才，而目前持证的健康管理师与此目标仍有相当差距，而相关专业，如健康管理、分析评估、市场营销等专业人才更是稀缺，值得社会关注并致力于此。

知名的经济学家保罗·皮尔泽（Paul Zane Pilzer，2011）在《财富第五波》中指出：“21世纪，人类面临严重饮食失衡，人人却又都希望更健康、抗老化，预防胜于治疗，从而开启‘保健产业’的兆亿商机，成为产业发展的明日之星。”他认为财富的第五波是指保健改革，是继前四波土地改革、工业革命、商业革命及计算机网络革命后的最新一波革命，不但会大范围地影响产业变化，更会巨幅地改变人类生活。我国自改革开放以来，随着物质条件的充足而使生活逐渐优沃，但是现代人的膳食结构不合理，缺少体育锻炼，抵抗能力下降，心理压力增大，也逐渐使许多慢性疾病患者快速增加，如高血压、糖尿病和恶性肿瘤等患者数量呈不断地上升态势。随着社会人口结构老龄化的进程加速，未来医疗保健的重点也会逐渐由急重症转向为慢性病和长期照顾的管理；而民众对于保健服务的需求，也将更趋于个别化、私人化，因此，面对医疗保健的变革趋势，社区健康管理师的需求也更加显著。

随着国家相关制度和社会需求增大，健康管理师的薪资预估也会持续上涨15%~20%左右。目前我国健康管理师的月收入在5 000～12 000元，特别优秀的健康管理师月薪可达数万元（大同晚报，2014）。健康管理师的收入除了与其提供的服务有关，也与营销宣传、产业发展阶段及社会重视健康议题的程度相关。健康管理师推广的是健康投资的概念，就如同财务管理一般，将健康视为一种稀缺的资源，必须善加管理、运用，借由适当的资源配置，产生最佳的健康投资效益。因此，社区健康管理师也需具备市场营销的观念，宣传、推动并倡议健康投资的理念，使社区民众能够认识并理解健康管理的价值，并产生市场的效益。在美国，1971年开始产生健康管理师的相关服务，如今全美已有超过700家的健康管理公司，服务超过9 000多万的人口，并产生了市值达500亿美元的健康管理巨头公司。（张晓燕等，2010）健康管理目前在中国的市场需求，仍处于初始阶段，仅在北京、上海、广州等一线大城市逐渐形成，未来仍有极大的产业发展性和市场拓展空间。无论是对个人或是企业而言，健康管理师的专业服务皆能带来医疗支出的减少效果，并提升更高品质健康生活的效益，因此健康管理师在我国深具市场发展前景。

最后，健康的概念不仅是指身体层面，也包括心理与社会层面。社区健康管理师也针对许多心理层面与社会层面的健康议题进行管理，比如过劳死、精神疾患、自杀等。随着工业化、都市化及老龄化的进程加快，现代社会的快速生活节奏和工作压力，都使心理疾病患者或潜在患者人数快速上升，此外，焦虑、恐慌、忧郁、失眠等亚健康人群和过劳人群在白领中也占有不小的比例。因此，心理与社会层面的亚健康防治必须通过健康的生活模式调整与有计划的健康干预措施进行改善，这些都需要借由健康管理师评估、设计并执行健康的生活方式和健康管理策略来达成。社区健康管理师可借由定期体检、养生观念宣传、中医保健、运动规划和营养膳食等方面的健康服务，逐步改善社区居民面对现代社会生活的“活动低、压力高、关系疏”等问题，提升其适应能力，促进其心理和社会健康。

目前国内已有超过 10 000 家专业的健康管理服务公司，以健康体检为主。依据企业服务内容，健康管理服务公司包含体检主导型、中药调理型、资源整合型、自我服务型、技术服务型、私人医生型（王思雨，2020）。社区健康项目管理也愈加受到政府、企业和社区民众的重视和支持，逐渐被社会认可和接受。未来社区健康管理的发展，将更深化、更紧密地连结医疗机构、社区卫生服务中心、体检机构、保险公司、健康产品厂商等上下游行业，形成一条龙式的整合性服务产业，提供社区居民无缝式全人健康管理（seamless and total health care）。以社区健康管理为核心，也将使上下游产业逐渐融合，形成完整的产业链和运营体系，使社区健康管理师能够做好社区居民健康的守门人角色。社区健康项目管理已作为一个正在冉冉升起的朝阳产业，健康管理师也将成为把关社区居民健康的重要专业人士之一。

第四节　社区健康管理师的培训与资格考试

一、社区健康管理师的培训

社区健康管理师的养成，需要经过一定规范化的培训。除了具备基本的大专本科学历条件外，也需要经过一定时数的课程培训；或是非医药卫生专业专科以上学历，并满足两年以上本职业或相关职业的工作经验等要求；或是中等专科以上医药卫生专业学历，并满足三年以上本职业或相关职业的工作经验等要求者，才具备健康管理师的报考资格。然而，既然已是医药卫生相关专业的学历，为何还需要进一步接受健康管理师的课程培训呢？事实上，健康管理师需要进行人才培训的理由，至少可由下列三方面加以说明：

（一）健康管理专业人才的缺乏

我国致力于全面建成小康社会，人民的健康是小康的基础，而欲达成“健康中国2030”的政策目标，我国目前储备的健康管理专业人才与实际需求间仍有相当大的人力缺口。因此，健康管理师的人才培训不但是快速养成并增加健康管理专业人才的终南捷径，更是提升健康管理专业人才品质的重要战略性工作。

（二）跨专业及团队合作能力的养成

社区健康项目管理是一个多领域、跨专业的团队项目工作，因此，对于跨专业合作的能力十分重视。然而，跨专业的视角与团队合作的能力并不是与生俱来的，必须透过有意识地训练及不断地自我提升，才能逐渐熟练应用于实务工作中。许多医疗与卫生教育从业人员的健康管理知识仅限于各自所属专业的部分，如护理不了解社工、社工不了解康复治疗、康复治疗不了解营养等。尤其是目前大部分的专业皆着重于医疗层面，而忽略了心理、社会层面的其他专业，如心理咨询、活动策划等，以至于许多专业人员以管窥天，误认为只要做好医疗照顾就是健康管理的全部，殊不知紧持一端，反而会限制了健康产业的发展，也不利于跨专业团队合作能力的养成。

(三)健康管理专业必须与时俱进

近年来，由于医疗新知的突破和科技的进步，健康管理专业也快速地发展，甚至许多关于养生保健和健康促进的观念，也在迭代更新中。对于某些慢性疾病，如高血压、心脏病等的控制和缓解，也有新的观念和技术，可以更好地改善患者的生活品质。因此，医药相关的本科专业文仅是基础，更需要进行健康管理师的人才培训，使其能跟上健康管理的最新观念和管理运用策略。同时，借由持续的培训也可协助健康管理师，在进入各个领域的健康产业后、面对消费者的需求时，更具有推广健康自主管理理念以达健康促进的效果。

健康管理师的培训也有专业的课程体系，包括营养学基础、食品卫生安全、食物营养基础、健康监测与评估、营养配餐、健康干预、运动管理等，包含医药相关专业的科目近二十个，内容相当丰富。对于健康管理师专业而言，必须精通多领域的专业科目，才能适恰扮演好健康管理的协调者及统合者(coordinator)角色。各个专业科目的主题和重点内容，可见于表 11-1。

表 11-1 健康管理师培训专业科目主题和重点内容表

项目	专业科目主题	重点内容(熟记)
1	健康管理概论	1.健康管理的概念和服务的标准化、量化、个体化的具体特点 2.健康管理的基本步骤、具体目标 3.健康管理的发展趋势 4.基本卫生保健的内容、原则、特点及其意义 5.基本卫生保健的目标和策略
2	临床医学基础知识	1.了解临床医学的学科分类和主要特征 2.了解现代的医学诊断方法和技术 3.掌握现代医学的主要治疗方法，如何进行合理选择和用药 4.临床医学的发展趋势和循证医学
3	预防医学基础知识	1.预防科学的概念和学科体系 2.健康的决定因素有哪些 3.三级预防策略 4.临床预防服务的内容 5.社区公共卫生服务的内容和实施原则
4	常见慢性病	1.慢性病的概念特点和致病的危险因素 2.恶性肿瘤的危险因素和早期筛查诊断 3.高血压的诊断和危险因素 4.2 型糖尿病的诊断和危险因素 5.冠心病的类型、诊断方法和危险因素 6.脑卒中的类型、诊断方法和危险因素 7.慢阻肺的类型、诊断方法和危险因素 8.其他常见慢性病的诊断和危害

续表

项目	专业科目主题	重点内容(熟记)
5	流行病学和医学统计学基本知识	1.流行病学的定义、任务和研究方法 2.流行病学的常用指标 3.流行病学的研究方法 4.医学统计学的概念 5.医学统计的统计描述、统计表、统计图、统计判断
6	健康教育学	1.健康教育与健康促进概述 2.健康相关行为改变的理论 3.健康传播的概念与模式以及健康传播的形式与媒介 4.健康教育计划的设计、实施与评价
7	营养与食品安全	1.营养素和三大产能营养素的概念 2.蛋白质、脂肪、碳水化合物的生理功能(重点) 3.微量营养素的分类(熟记掌握) 4.食物的分类(熟记掌握) 5.《中国居民膳食指南》和膳食宝塔(熟记运用) 6.特殊人群的膳食指南(熟记掌握) 7.保健食品的概念和我国保健食品的规定(熟记) 8.保健食品的分类和鉴别(熟记) 9.食品安全:食源性疾病和食物中毒(重点)
8	身体活动基本知识	1.身体活动的意义与分类 2.身体活动的强度、益处和原则 3.身体活动处方的制定 4.慢性病与身体活动
9	心理健康	1.心理健康与心理卫生的概述 2.心理健康与心理发展的阶段 3.常见心理健康行为与心理障碍 4.心理健康维护与促进的方法
10	中医养生学	1.中医的基本概念 2.中医的基础理论 3.中医诊断方法 4.常用养生保健方法
11	康复医学基础知识	1.现代康复医学的兴起与发展 2.康复医学的基本概念 3.康复医学的基本内容 4.康复治疗技术有哪些
12	健康信息学	1.信息的含义特征与分类 2.健康信息的收集方法和数据库的建立 3.健康信息的应用 4 居民健康档案概述 5.健康大数据和互联网移动医疗
13	医学伦理与职业道德	1.医学伦理与其定义和基本原则 2.健康管理的规范以及权利和义务 3.健康管理师职业道德

续表

项目	专业科目主题	重点内容(熟记)
14	健康保险与健康管理	1.健康保险的概述和分类 2.健康保险的风险 3.健康保险的需求供给 4.健康管理在健康保险当中的应用与结合
15	健康管理服务营销	1.健康管理服务的概念和特征 2.健康管理服务的营销 3.健康管理行为的分析 4.健康管理的相关产品
16	健康管理相关法律法规知识	1.《中华人民共和国劳动合同法》相关知识:劳动合同的订立,履行终止等项目 2.《中华人民共和国消费者权益保护法》相关知识:消费者经营者的权利和义务 3.《中华人民共和国食品安全法》相关知识:食品安全标准制定 4.《中华人民共和国中医药法》相关知识:立法亮点 5.《中华人民共和国执业医师法》相关知识

资料来源:作者整理。

健康管理师考试科目繁多,除了需要基本熟记的知识点外,考试内容也着重于案例的分析和理解,因为目前健康管理师考试很少单独考具体的知识点,而是将分散在各个不同科目的知识串连联在一起,考察综合分析和判断的能力。因此,健康管理师的培训也不着重在死记硬背,而是要求学习者具有一定的基本知识后,能够深入理解不同数值或现象对健康评估、监测或干预所产生的意义为何,或是解释对健康造成的影响。准备参加健康管理师考试者,在平时的学习中,应重视对练习题的系统性分析,并注重答题时的针对性。由于考试时有规范时间的限制,加上应考时的压力和紧张心理,有可能会在临考时做出错误判断而影响考试结果。故最好在应考前的模拟练习中加强对题型的熟悉度,掌握关键概念,并加以整理、反复练习,才能较好地在健康管理师考试中展现实力。

二、社区健康管理师的资格考试

健康管理师的资格考试,分为"基础知识"和"操作技能"两个科目。考试内容包括健康监测、健康风险与评估、健康指导、健康危险因素干预、慢性病管理、体重管理等。知识涵盖范围甚广,除了以预防医学为主轴,也涉及公共卫生、流行病学与医学统计、烟瘾、酒瘾和药物滥用的防治、精神心理疾病的防治与医疗卫生政策等。因此,健康管理师资格考试具有一定的深度和广度,是含金量甚高的专业资格证。考试的题型以多项选择题为主。"基础知识"和"操作技能"两科皆是以笔试和人机对话的方式进行,考试时间分别为120分钟。考试成绩必须两科皆达60分才算通过,考核合格,获取资格证书。

依据2020年7月10日人力资源社会保障部办公厅关于对水平评价类技能人员职业资格退出目录有关安排进行公示的公告,为落实贯彻2019年12月30日国务院常务会议精神,拟分批将水平评价类技能人员职业资格退出目录,其中,健康管理师列于第二批

156个工种之中，由国家卫生健康委员会拟于2020年12月31日前退出。值得注意的是，退出国家职业资格目录并不意味着职业资格的取消，而是指未来人社部门将不再组织职业技能鉴定与发证，并且不设全国统一性质的考试，或者是全省的统考了。这样变革的趋势，可反映出健康管理师的广大需求及蓬勃发展态势：一者已经不必借由国家统一集中的力量来推动此职业资格考试，而交由专业面的供需来促进健康管理师职业资格考试即可，说明此专业的发展性已深受市场需求的肯定；二者则是有利于全国范围内各省市借由健康管理师的专业自主团体，自行推动并管理此专业的发展和人才培育，对于考点和考试时间的增加也将更具弹性，有助于更多有志于健康管理的人才投入此资格证书的培训和考试。因此，2020年也可视为我国健康管理师职业资格考试发展的一个新的里程碑。

第五节　小　结

借由本章的介绍，我们可以了解社区健康项目管理的专业人力与培训，对于我国社区健康管理产业的发展具有战略性关键地位，在我国已进入全面建成小康社会的决定性阶段的同时，人民对于医疗健康管理的需求和社会生活品质福祉提升的期盼也将随之更为重视。然而，“徒法不足以自行”，即便有了好的制度，甚或是在硬件建设上也具有一定的规模和基础时，关于人力资源的准备等软件层面的建设，将更为重要。

健康管理师是相当被市场看好的专业需求，且是极具市场前景的一门专业资格证。受到市场需求推升的影响，健康管理师的证照也提供了一个跨入多元健康服务门槛的基础，包括体重管理、特殊人员的健康管理及慢性病及身心症状管理等。体重管理除了指导体重变化对健康的影响外，也针对现代文明病——肥胖问题提出具体的减重增肌计划；特殊人员的健康管理则针对不同特性的对象，如妇女、婴幼儿、儿童、老年人等，提供个性化的健康管理方案，如学龄前儿童的营养与膳食、粉领族女性的健康运动计划、衰弱银发族的肌力训练等。针对慢性病及身心症状的管理则可依据不同的疾病类型，如高血压、糖尿病、心脑血管疾病、心理精神疾患及压力管理、睡眠管理等，提供专业的建议和指导，并借由健康干预计划的实施，改善个案的健康状况。在社区健康管理领域，更是需要持有资格证的健康管理师更多投入到社区，为社区居民的健康管理项目把关，可结合前述各项服务内容，与当地政府、社区委员会、当地企(事)业与民间组织协力合作，共同推动社区健康项目管理，以更好地提升社区居民的福祉并提高居民生活品质。

参考文献

保罗·皮尔泽，2011.财富第五波[M].路卫军，庄乐坤，译.北京：中国社会科学出版社.

陈薇静，杨俊.构建企业知识型员工个性化健康管理体系[J]. 中国人力资源开发，2010，9：35-40.

大同晚报.健康管理，中国一个冉冉升起的朝阳产业[N/OL].大同晚报，(2014-11-18)[2020-05-01]. https://www.yc-tp.com/modules/newbb/viewtopic.php? topic_id=3199&forum=25&post_id=4089#forumpost4089.

刘天鹏.2006.健康管理师培训教材[M].北京:人民军医出版社.

诺斯古德·帕金森,2004.决定命运经典:帕金森定律[M].王少毅,译.兰州:甘肃文化出版社.

王思雨,2020. 2020年中国健康管理服务行业概览[R].南京:头豹研究院.

张晓燕,唐世琪,梁倩君. 美国健康管理模式对我国健康管理的启示[J]. 中华健康管理学杂志,2010,4(5):315-317.

第十二章　社区健康项目管理的挑战与发展

我国社区健康项目管理正在蓬勃发展，但在一片欣欣向荣之际，也面临许多新的挑战与机会。本章将回顾我国健康管理专业的发展，并针对社区环境下的健康项目管理，提出未来可能的新趋势和展望，供有志于投身社区健康项目管理的专业工作者参考。

第一节　我国社区健康项目管理的现况

我国社区健康项目管理的发展，系奠基于健康管理师专业发展的历史脉络之下。自从社区健康管理受到重视之后，愈多学者专家及实务工作者开始重视社区健康管理在全国范围内各个社区的推动及落实，并借由相关研究分析、总结相关经验（秦等，2007；张，2007；林，2012）。从现有相关的研究可看出，我国社区健康项目管理的现况仍是围绕以北京、上海、广州、深圳等大城市及周边地区逐渐开展的，一方面是由于一线城市的社区健康管理人才相对较为充足，且大城市社区居民对自我健康管理意识较为普及；另一方面也是由于都会地区经济发展条件较好，社区健康管理的需求也较为殷切。由于我国社区健康项目管理仍在萌芽发展阶段，无论是在人才培养或是服务及管理技术层面，仍有许多进步和发展的空间。

社区健康项目管理也与我国大健康产业的发展趋势息息相关。大健康产业是我国在21世纪发展的重点产业之一。然而，若从广义的大健康产业角度加以分析，则可划分出狭义的医药产业和健康产业。其中，医药产业仍占据明显且绝对的优势，而这样的态势也压制了健康产业的发展，更不利于大健康产业的全面发展（唐，2020）。归究其原因，是医药产业奠基于医疗机构，本就具有长久的现代化科学根基，而健康产业则流于"软性"科学，偏重生活保健和个人主观感受，无论是被需要的迫切性或是无可替代性，皆难与医药产业的需求相匹敌。尽管健康产业近年来已渐受重视，但仍无法一下子扭转其弱势地位。

除此之外，健康产业的发展相对弱势，也必须回归检视健康产业自身发展的努力和定位问题。以社区健康项目管理为例，加强深耕社区，建立普及的社区健康管理团队，以形成并推动更成熟的本土化社区健康管理项目，应是奠定我国健康产业长期发展的治本之道。作者整理并分析目前我国社区健康管理的相关实务经验，进行了制度面、技术面和评估面的相关讨论，事实上，这三方面的现况也呼应了项目管理的计划、执行与评估等不同阶段的重点，值得我们关注。

一、制度面——社区健康管理项目的计划受到重视

我国社区卫生服务采用“项目管理、定额补助”的方法，对于社区卫生服务发展初期对公共卫生服务的顺利开展是非常有效的(秦等，2007)，借由项目管理的推动，不仅为全区居民建立以户为单位的健康档案，并针对高血压患者的健康管理率也可达 80％，针对 65 岁以上老年人的高血压管理率更可达到 95％，并且实施了社区医生责任制，在城区社区卫生服务站广泛开展了老年保健服务，透过健康教育和宣传推广，有效提升了社区居民的健康自我管理意识。

社区健康项目管理的计划也逐步在社区中落实，尤其是在高血压等慢性病的管理上，我国也逐步累积相关的社区推广经验。已有学者指出，我国社区民众对高血压的知晓率、治疗率、控制率均较低(赵等，2006)。借由一系列有计划、有步骤的社区健康档案建立、健康教育、健康干预、合理稳定用药和跟踪随访等，多数患者血压控制在正常高值(张，2007)。不仅针对社区居民等常住人口有健康管理的项目推动，在我国快速发展的过程中，也面临由农村移动到城市的流动人口问题。流动人口作为我国社会转型时期和城市化进程背景下出现的一个特殊群体，流动妇女是其中更需要被关注和重视的弱势群体。借由提供流动妇女在内的社区群众全方位、全周期健康服务，将流动妇女纳入完整的社区健康管理服务项目计划，使流动妇女在城市公共服务和保障体系中，能“流得进、留得下”，才是从制度面使社区健康管理能最臻全面的做法(陈，2017)。

二、技术面——运用科技融入智慧社区健康管理概念

我国发展社区健康管理的另一项特色及优势，即运用科技融入智慧社区健康管理的概念，尤其现今手机的普及和互联网 5G 技术的发展，有助于未来社区健康管理的有效推动。以北京市海淀区的社区健康管理为例，通过社区健康管理智能化方案的推动，为社区配备高科技、智能化的卫生保健、咨询、指导服务系统，老人不出社区就可完成检查身体和慢性病管理(林，2012)。

通过自助智能体检终端(体检机)，采集心电图、心率、血压、血氧、呼吸率、血糖、人体成分等指标，而检测结果将自动通过互联网传输至服务器。同时借由居家远程医疗视频咨询、慢性病管理服务设施，医疗专家和病人通过双向视频进行即时的语音交流，并给予居家远程医疗视频健康保健、指导。运用通信技术，使健康管理可以跨越时间和空间的限制，通过视频或网络直播，以在线方式为社区老人开展健康讲座。若是以直播的形式，社区老人还能实时提问或反馈，进行互动交流，提升对自主健康管理的认知水平。

智慧社区健康管理的引进对于流动人口的健康管理更具重要的意义。充分利用“互联网＋”的概念，完善信息化建设，即可体现习近平总书记在党的十九大报告中所强调的“加强社区治理体系建设”的重点。在社区健康管理项目中，将社区居民的健康信息网络化，一方面能满足社区信息的统计与管理，另一方面也有助于社区健康管理者能掌握社区中流动人口的基本健康状况。同时，智慧社区健康管理也透过信息化建设，整合社区的医疗资源，将社区与医院间的居民健康资料共享，“小病进社区、大病进医院、康复回社区”的健康循环模式就能够实现，可提高健康服务的效率(陈，2017)。

三、评估面——重视绩效考核与第三方评估技术的引进

项目管理的实施需要经过许多评估,如同前述章节所介绍,无论是过程评估或是结果评估,无论是期中或期末评估,无论是内部或外部评估,评估皆是促使项目管理团队不断精进产品或服务,并以此作为未来项目修正和改进的重要参考依据。在我国的社区健康项目管理中,也开始重视社区健康项目管理的评估,借由引进绩效考核与第三方评估的技术等,期盼使社区健康管理的落实能更到位。

“智慧健康社区”是以社区居民健康为核心,优化医疗卫生服务业务流程的健康服务平台。通过云计算、应用开发、硬件集成、移动互联网应用等多种技术的系统性工程,借此系统来评估并进行风险管理(赵,2017)。借由相关健康资料的搜集和风险系数的设定,能够评估社区居民的健康风险,及早预警并实施相关的健康干预措施。不仅如此,针对社区特定人口群体的健康管理,也可借由评估的策略找出优先项目,以决定有限资源的投放先后,相关研究也透过主成分分析的评估技术,使社区老年保健项目发展的优先次序获得评价。

在项目的结果评估中,通过绩效考核的实施,发现对于城市社区公共卫生服务管理具有积极正面的效果。研究结果显示,在健康档案、预防接种、儿童保健、妇女保健、老年保健、高血压、糖尿病、重性精神病患者管理等方面,对比实施绩效考核办法前及实施 3 年后的成果,在公共卫生服务项目组织管理、资金筹集、服务实施等方面的管理水平和效果皆有显著的提高(利等,2014)。

第二节　传统社区健康项目管理的挑战

尽管我国在社区健康管理的多方面领域中持续进步且屡有创新,传统社区健康项目管理仍面临新的挑战,尤其是在社区健康项目管理系统中的软件建设面——“人”的因素上,相较于国外的经验,仍有许多方面值得我们进一步思考,并以国外先进经验作为未来我国健康产业在社区推动和发展时的借镜。

在社区健康管理中,健康管理师的角色不仅是沟通协调者,更具有带领健康管理团队做出创新多元服务的可能性。荷兰经验的社区健康照顾模式,是以邻里照顾为基础,以护理师专业为核心的新典范。社区健康管理师可借由工作模式的重塑,配合科技运用及有效率的管理策略,使传统社区照顾的服务效率和品质都得到提升;同时,对于社区居民而言,荷兰经验的邻里照顾模式也能解决社区健康照顾“零碎化”(fragmented)的问题;对于专业服务人员而言,也能克服工作时薪制下,低薪与交通成本无谓消耗的困境;最重要的是,借由这样的创新服务模式,可作为社区健康项目管理发展与改革的新契机,为社区健康项目管理提供了一个正面成功的案例,为政府部门与政策决策者提供思路。在适度开放的市场机制之下,由社区健康管理师统筹并设计的服务模式,是可以有效率地提供专业整合性服务,并解决社区健康照顾问题,同时避免政府部门过多的介入而导致效率低下或冗员庞杂的问题。因此,荷兰经验可说是达成了“三赢”的效果,值得我们深入探究。

传统的社区健康项目管理，虽然强调“品质”“时间”与“成本”铁三角间的平衡，但是实际落实服务时，常陷于相互之间的拉扯，难以公平有效地发挥最大效应。因此，社区健康项目管理的专家也发现了实务工作上的需要，并思考、探索专业发展的新技巧和新策略。以荷兰的博组客(Buurtzorg)社区整合式照顾经验为例，即是结合社区健康自我管理、奥马哈(OMAHA)科技平台系统及专业人员团队的创新社区健康管理模式。在过去，荷兰社区健康管理服务的提供，其对专业人员的给付制度是以工作小时计费，然而，社区居民的健康问题处理与医疗机构中病患的医疗问题处理却是迥然有别。许多社区居民的健康管理问题特性，是偏向生活化的，其需求也多是生活功能性的辅助或照顾，而非医机构所中的临床治疗。因此，社区健康管理的服务内容常是琐碎的、不连续的，且要处理许多额外的生活突发状况，如家属的询问和意见、个案本身的个别化需求、社区居家环境的状况差异等，这些变量都使社区健康管理不能如同医疗机构中的医疗服务般，那么地“整齐画一”或是有秩序地被处理。不但社区健康管理师及其专业团队需要有临场应变的能力，更需要付出更多的耐心来处理这些外部变量。由于社区健康管理先天条件上的特性，社区服务被切割成许多小块，而每块又由较低教育程度的照护人员完成，如看护、护工、家政人员等，导致个案虽是接受多元的社区照顾服务，但其实也是“被迫”和多位不同背景、不同专业、不同工作重点和不同个性的服务人员沟通，接受其服务，许多时候连个案及家属也都搞不清楚这些不同专业服务提供者之间的差异，甚至在某些极端的案例中，还有可能提供了相互矛盾的讯息和专业指导，使个案和家属无所适从并更加混乱。社区健康管理的特性与医疗机构间的差异，对于许多在医疗机构工作多年的专业工作者而言，也是很大的挑战，许多较高教育程度的护理人员，也经常因为无法完整地提供护理服务而有挫折感，甚至因此而离职，造成社区健康管理专业团队人才的流失，也不利经验的传承和持续推动有品质的社区健康项目管理工作。

这样的困境逐渐形成了恶性循环，如图 12-1 所示。

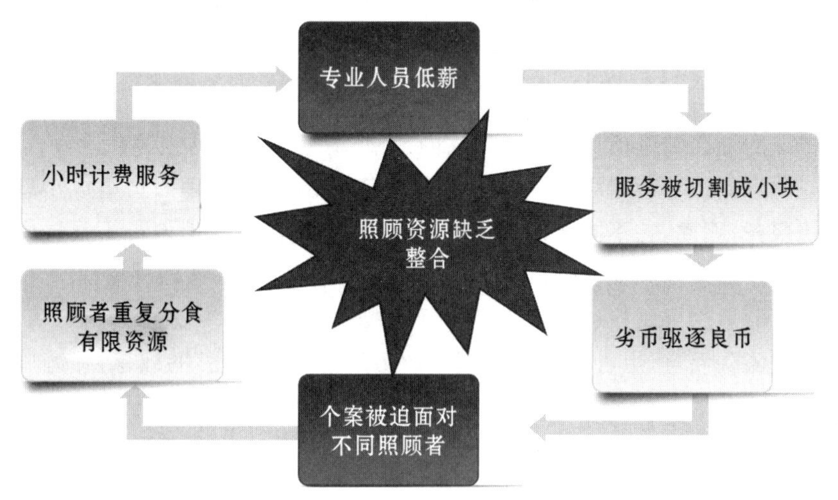

图 12-1　传统社区健康项目管理的恶性循环

资料来源：作者整理。

图 12-1 的恶性循环模式，其实也造成了三方面的困境，分述如下：

（1）对专业人员：对专业人员而言，投入社区健康项目管理可能是抱着预防医学及延伸服务的雄心壮志而来，然而，现实的运作常令其感到力不从心，尤其是专业、半专业与非专业间的切割和分工，使专业服务无法高效整合，不但不容易看出服务的效果，更直接影响专业人员的薪资收入，长此以往，当热情无法再支撑理想时，就造成“不如归去”的心态，甚至使社区健康管理团队的人事流动率偏高，形成了“劣币驱逐良币”的不良后果，不但打击了专业人员的士气，也不利于专业人员的向心力和工作稳定度。

（2）对个案（社区居民）：专业人员的困境自然也造成了个案（社区居民）的困境。因为个案被迫要面对不同的专业人员，也要承担人员因离职而快速流动的影响，造成彼此间长期稳定的互信关系不易建立，也会造成个案和家属的混乱及额外的心理负担。不仅如此，由于人事的频繁更迭，健康管理的专业服务不易连续，每一次不同的专业人员提供服务，即可能重复（repeating）了原本已做过的服务；或是各专业间因缺乏协作而导致服务相互重叠（overlapping）的问题。对于整体健康管理项目而言，造成了资源的重复投入与浪费，相当于变相鼓励照顾者重复分食有限的资源，不但对个案（社区居民）的健康品质提升帮助有限，更形成健康照护资源的浪费。

（3）对社区健康项目管理：由于资源的无谓浪费且健康服务的效能不高，自然在管理层面的设计就只能更加紧缩而细密，运用时薪制计费服务等时间管理的策略，希望减少资源的浪费并提升专业人员的工作效率。然而，这样的管理制度设计，又更加剧了专业人员低薪与人才流失的困境，对于社区健康项目管理的永续发展和经营也造成了负面的影响。因此，造成负面效果的恶性循环就在专业人员、个案（社区居民）及社区健康项目管理团队之间的彼此加乘作用下，愈趋恶化。

第三节　社区健康管理创新发展——荷兰经验的社区整合式照顾新模式

针对传统的社区健康项目管理所面临的困境，荷兰经验的博组客社区整合式照顾，提供了一个新的可能。它运用居家护理创新的模式，让专业的护理人员组成小型团队直接在社区进行服务，因此，它不同于传统社区健康照顾的模式，护理人员不只提供需要专业训练且相对昂贵的护理服务，同时也提供对专业训练要求较低且相对便宜的辅助服务，使专业人力资源的运用可赋权（empower）给第一线在社区提供专业服务的团队伙伴，对于社区健康管理团队而言，也可达到“一人多工（任务），一人多能”的效果，提升服务效率和效能。

透过博组客整合式照顾的社区服务，护理人员既是第一线服务者，又是资源管控的节点，可积极整合现有社区健康管理系统中的各项分工，并及时提供个案“一站式”的照护服务，减少个案因为频繁应对不同专业间的评估、检查或处置，而造成时间的浪费和资源的重复投放等问题。借由护理人员的统筹，也可视个案的实际需求，合理地安排其所需要的照护内容及服务时数，并保持因应突发性需求和病情变化时的弹性调整空间，使服务计划可以灵活且弹性地被落实，并兼顾个案及家属个别化的需求。

由于是护理师主导的健康管理团队，护理师也兼具健康管理师的角色，统一的沟通窗口及畅通的协调管道有助于专业团队与个案和家属的充分沟通，形成相互合作并彼此互信的关系。这层关系的建立不仅是对个案及家属提供心理上的支持，更有利于彼此间长期稳定的照护关系建立。在博组客社区整合式照顾模式的理念中，社区健康管理团队与社区居民（包括个案及家属）之间，不仅是专业对非专业的服务关系，更像是一种紧密联结且具有情感连带的友伴关系。因此，社区健康管理团队不仅提供健康管理的专业知识和干预计划，更会通过与个案和家属的讨论，并站在个案的立场和需求考虑，合理地安排其所需要的照护时数，目的是更好地提高照护品质。由此可见，博组客社区整合式照顾模式不仅是为了达到"社区健康"而采用的项目管理方案，它更企图形塑一种社区伙伴的理念，借由项目管理的技巧，达到"健康社区"的终极目标。

图 12-2 中可见借由博组客的理念，专业人员在薪资的报酬上和个案接受服务的满意度之间取得平衡。社区健康项目管理上的创新使原本传统的社区健康管理恶性循环结构被重新翻转，形成专业人员与服务个案间的良性互动，并借由项目管理的创新运作，达成促进社区居民健康的目标。因此，荷兰博组客社区整合照顾服务新模式可视为团队合作、互助多赢的创新模式。

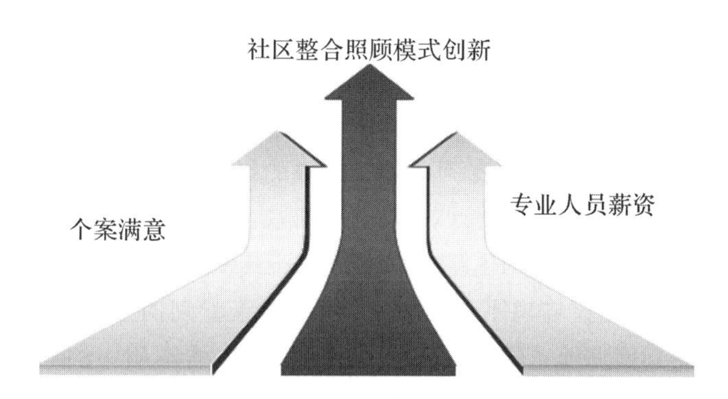

图 12-2　社区整合照顾服务模式创新图

资料来源：作者整理。

回顾博组客模式的发展历程，它是一家于 2007 年在荷兰成立的社区照料护理公司，初期参与者仅有 4 名护理人员，但由于它的创新改革，翻转了传统的社区健康管理模式，一时间蔚为风潮，拓展迅速。该公司自 2013 年开启国际化布局即增长至 580 个团队，6 500名护理人员。2014 年则成立了博组客中国。至 2015 年则增加至 700 个团队，合计约 8 000 名护理人员，并约有 65 000 名病患使用其服务。然而，在如此高效能的健康管理团队中，其后台办公室却仅有 30 名员工提供行政支持的服务，由此可见其组织管理运作效能之高，贯彻了扁平化组织的弹性和高效理念。博组客借由扁平化组织的设计，也让社区健康管理团队提升效率并节省反应个案服务需求的时间，让专业护理人员掌握更大的专业自主性，以赋权（empowerment）的理念，鼓励健康管理人员自主安排和设计服务内容给社区的长者和病患，在一定程度上也调动了社区健康管理团队成员的工作积极性，更增强了工作的成就感。长此以往，也培养了健康管理团队伙伴间的默契和良好的工作氛围，有助于降低团队成员的流动率。因此，借由博组客社区整合照顾服务模式，可达成健康管理团队、专业人员与个案（社区居民）间的三赢。

古人云："他山之石，可以攻玉。"在荷兰经验—博组客整合式照顾的社区服务中，我们可以总结出下列数项特点，值得未来我国发展并推动创新模式的社区健康管理项目计划时，作为参考之用。

博组客整合式照顾的社区服务经验指出，以社区为基础的健康管理是最有效率的照顾实施单位，并且随着健康管理团队逐渐深入社区、扎根社区，并与社区居民形成紧密的伙伴关系后，将是最有效率且节省时间和金钱的照顾模式。借由整合式照顾的项目设计，不仅整合了社区的各项资源，也将原本疏离的专业人员和服务个案间的关系紧密联结。因此，在荷兰经验中，一个12个人的护理团队可照顾一个约一万人左右的社区。不仅如此，2010—2014年欧洲的卫生保健消费者评比中，荷兰始终排名第一，且荷兰医疗的便利性及可进性也均是位列第一（BCG Foundation，2018）。因此，博组客模式的成功，不仅是在照顾比上的量化数字，更是在照顾的品质上不断获得提升，受到各界的肯定。

赋权（empowerment）在社区健康管理团队中起到关键作用。事实上，健康管理团队中的伙伴多是具有专业训练经历和资格证的专业人士，因此，无论是教育程度或是专业训练的背景，皆使团队成员具有高度的使命感和责任心，投身于社区健康管理工作也多怀抱着崇高的理想性和工作热情。针对社区健康管理团队成员的特性，项目管理中的人力资源管理技巧应着重于"赋权"而非过度的限制或管束，以致压抑其工作的积极性，且易斲丧团队的士气和创新精神。因此，在荷兰经验中，通过充分的信任与赋权，团队成员在工作中能获得尊重和一定的弹性，反而有利于团队效率的提升。

管理团队扁平化的组织结构设计，使团队内部及外部的沟通及运作成本降至最低。扁平化组织结构不仅有助于提高团队效率，更使多元专业间的关系更为平等，也更容易形成跨专业间的协作和互动。在扁平化组织下，社区健康管理团队的行政组织、管理流程、服务项目等，都较易于回归到人与人之间互相协调、合作的本质，且将社区健康照顾管理工作单纯化，使管理工作能回归专业、深化专业。

针对整合式照顾社区服务的成果评估，荷兰经验也给予不同的启发。在创新模式下，原本专业人员工作成效的衡量，由计时制转向结果制，更强调社区健康管理团队服务的最终成效，而不是看专业人员在一个小时中做了多少事，也不是看个案还有多少接受服务的时数，然后找项目来花掉这些钱。在创新模式下的成果评估指标，是透过相互的沟通和讨论，由专业人员确认病人的照护目标后，量身定制帮助病人达到目标的各式医疗和居家相关服务，然后依阶段、按步骤逐步实施，并在推动健康管理的过程中，全程参与观察、定期评估检视整体进步状况，以作为健康管理实施修正的依据。因此，社区健康管理在项目实施中，更倾向采用一系列动态评估及修正的过程，以求照顾品质的精进。

互联网技术与奥马哈（OMAHA）科技平台的运用，是促进荷兰博组客整合式照顾社区服务成功经验的"秘密武器"。无论是社区健康管理团队成员深入社区的居家环境中，或是与个案及家属进行健康资料的搜集和访谈等，这些健康基础资料、健康评估信息等都由奥马哈（OMAHA）系统软件，将客户接受照护前、中、后的生活改变与健康变化讯息放在共通的作业平台上，一方面可以减少纸质文件的纪录和传递，另一方面有助于跨专业团队间、社区与医疗机构间、专业人员与个案及其家属间的相互沟通和信息传递。健康管理团队所提供的“一站式服务”，包括护理服务（如身体检查、伤口换药、打针给药等）和生活辅助服务（如协助起居与活动安排等），皆可通过团队成员所配备的平板计算机，实时将相关活动纪录完整地储存于云空间，并借由互联网技术使个案能实时获得专家的咨询和指导，活用健康资料并增进健康信息的流通性。

综上所述，荷兰经验的博组客整合式社区健康照顾模式为我国社区健康项目管理发展及创新提供了一个新的视角。传统的社区健康管理即便采用了项目管理的策略，仍有可能遭遇人力调度、资源紧张等状况的限制，致使社区健康管理的效能不高。借由创新服务模式的引进，形成团队合作的正向氛围，健康管理团队成员与社区居民将形成长期稳定的伙伴关系，有助于社区健康项目管理的推动，促进专业人员、社区居民及社区健康管理团队的“三赢”。

第四节　社区健康项目管理的创新与科技运用

社区健康项目管理是将项目管理的概念运用于社区健康管理之中，因此，项目管理中的创新和科技运用策略，也是社区健康项目管理在推动时所可以依据的基础。本节将针对项目管理中的创新和科技运用策略做进一步介绍。

我们已知在项目管理中的四个阶段包括初始、计划、执行与结束阶段。传统上，我们必须按部就班地依照四个阶段循环往覆地开展项目管理。然而，借助于科技的运用，我们也可将此四步骤结合于“系统发展的生命周期循环”（system development life cycle，SDLC）。“系统发展的生命周期循环”源于系统工程学，主要是应用于信息系统及软件工程的开发过程，目的是研发、测试信息系统的稳定性和可实践性。因此，不断往覆地周期性循环，包括了调查、分析、设计、建立、测试，一直到投入使用、维护及提供周边相关的支持等，成为一系列的基本动作，在这个循环的过程中，找出开发软件的缺失并进行修正和调整。因此，项目管理并非一个时间点的概念，而是必须借由一段时间的不断尝试，不断优化而成功的。

目前项目管理的繁复流程已可透过计算机软件的模拟和协助，大幅简化并节约整个过程所需耗费的资源和时间。应用于社区健康管理的领域中，健康管理师及其专业团队也不用透过一次次的试误来积累经验，而是可以通过云端大数据的健康数据库的信息提供，整合并规划出适合于社区居民健康管理特性的项目方案，并借由后续信息的叠加，不断对方案实施的成果进行模拟和优化。可在社区健康项目管理的过程中，及早发觉可能存在的问题和困难，并及时反馈问题，思考因应之道。

在项目管理中的软件开发也有两种不同的基本形式，分别是瀑布式（waterfall）和敏捷式（agile）。所谓瀑布式即以“按部就班”的方式，当一个阶段的工作完成后才允许进入下一个阶段的工作，其工作流程就如同瀑布般从上往下的倾泻，项目推进的顺序相当有规律，且具有固定的方向性，在项目管理进行的过程中，一般也不会中止目前的工作而倒退至前一个步骤再做检查。因此，当项目管理在执行过程中面临突发的状况或变化时，若有需要更改或修正则较为困难，故此，瀑布式在每一步骤进行时都务求谨慎，以避免在执行上的偏差形成“失之毫厘，差之千里”的结果。

在社区健康项目管理中，传统上仍是遵循瀑布式的模式在运作。就如社区健康管理师及其专业团队进入社区后，即会依照健康管理的基本流程，包括社区居民的健康资料搜集、健康检查、健康评估、健康诊断、健康计划、健康干预措施、成效评估、检讨与修正等按部就班地推动。前一步的工作结果势必会在一定程度上影响下一步的判断及工作，因此，瀑布式模式对于社区健康管理团队在项目中每一步的管理都要求甚高。

然而，面对多变而复杂的社区环境，瀑布式模式的社区健康管理并不总是能够应付所有的变化。因此，在项目管理中，尤其常为软件开发所采用的敏捷式模式，更受到重视，并也被引入社区健康项目管理的实践中。敏捷式顾名思义就是快速且具有高度的弹性。运用快速迭代的方式，达到减少浪费、产出迅速、不断循环、快速学习的效果。它不强调将项目管理的全流程都完整地走完，才能作评估和检讨，相对地，是在每个步骤遇到新的变化时，即可快速返回前一个步骤作出合适的修正，因此，它可以大幅减少项目管理修正和调整的时间，并因应内外部环境的变化，随时作出回应和改善。随着技术的迅速发展和经济的全球化，尤其在软件的开发上，更趋向采用敏捷式，以因应在需求和技术不断变化的情况下，实现快节奏的软件开发，同时，这样的改变也对生产端的配合有了更高的要求。图12-3 可呈现出瀑布式模式与敏捷式模式的差异所在。

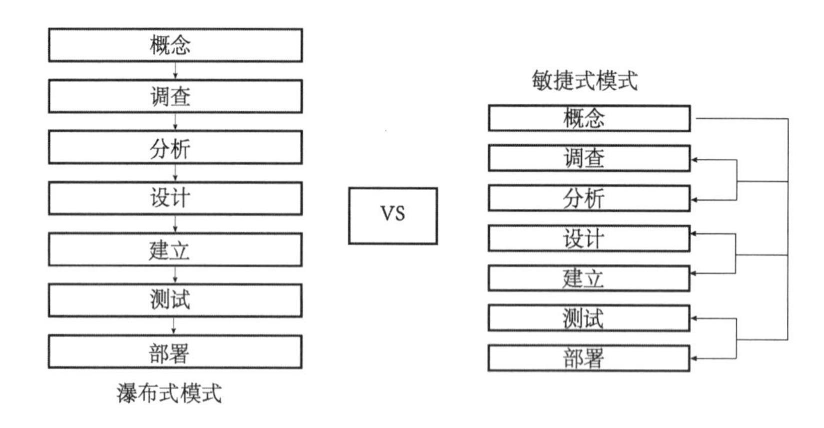

图 12-3 瀑布式模式与敏捷式模式的示意图

资料来源：作者整理。

在社区健康管理的项目中，由于其性质和内涵更贴近于一般软件开发的过程，如项目执行中有许多外在环境的影响变量，会干扰社区健康管理项目的推动；此外，参与项目者都是个案、家属或团队伙伴，人非物品，人具有强烈的感受性及多变性等。因此，社区健康管理的项目采用敏捷式模式也十分恰当。当社区健康管理师及其专业团队发现根据健康资料搜集所作出健康评估的结果和健康检查存在相当落差时，应回过头来检视是否资料搜集的方法不严谨？或是健康检查的过程有缺失？及时作出修正和调整，而不是僵固地执行完所有的动作后才回头检讨。

采用敏捷式模式及时对社区健康管理的项目在执行过程中作修正，也可减少项目执行失误的成本,在确保项目目标和目的能够达成的前提下,愈节省相关的成本,使社区健康管理项目耗用的资源维持“增一分则太过,少一分则不足”的敷足(just enough)状态,也是敏捷式模式愈加受到重视的原因。同样,在满足目的和目标的前提下,采用此模式推动社区健康管理的项目被认为是最节省资源,且能更好地提升执行效率的策略。

在项目管理中,要能达到敏捷式模式的理想期待,可借助现代计算机的强大功能,以及“示光门”(Scrum)①架构的安排。示光门在英文原文中,是橄榄球竞赛中,两方罚球时所进行的争球动作。因此,它用来形容一种在短时间内、多人激烈竞争的状态。在敏捷式模式的项目管理中,示光门是其中相当著名的架构(framework),通过示光门的架构,能有助于项目管理团队达到敏捷式迭代修正项目的策略。

示光门架构在项目管理中的应用,可以帮助社区健康管理师及其专业团队,在项目进行的早期即发现可能存在的问题,并以更快地、最小损失的方式加以解决和修正。因此,示光门鼓励每位团队成员将可以平等、公开地将其遭遇的问题公开化,寻求团队的力量加以克服。在示光门的团队中,分别有示光门主持人(Scrum Master)、项目负责人、专业团队。他们的角色分工如表12-1所示。

表12-1　示光门架构中的三种角色

角色	功能
示光门主持人	示光门主持人必须熟知敏捷式模式在项目管理中的运用,协助项目负责人和团队的运作。示光门主持人也可以是项目负责人
项目负责人	作为客户代表。他会站在社区居民的立场,设定项目服务的重点及工作的优先级,并向团队说明社区居民的需求
专业团队	通常是跨职能的组成,也就是团队成员混合着多职种专业背景

资料来源:作者整理。

在项目修正讨论的期间称为“冲刺”(Sprint)。冲刺期间,示光门借由“冲刺计划会议”(Sprint Planning Meeting)、“每日站立会议”(Daily Standup Meeting)、“冲刺审查会议”(Sprint Review Meeting)和“冲刺回顾会议”(Sprint Retrospective Meeting)来确保示光门团队是以敏捷、快速迭代的方式讨论并修正项目所遭遇的问题,并寻求快速解决的方案(施,2011)。因为示光门是以项目方案所产生的实际功能作为主要任务,因此它有明确的时限,通常以两周为一个冲刺单位,其间则以每日会议(stand up meeting)来更新团队成员的修正状况,使团队成员也能相互了解工作内容和进度,不断产生迭代的循环、调整和相互的学习。

尽管敏捷式模式的项目管理具有灵活、弹性等优点,但它对团队协作的要求更高,且团队中若多是缺乏示光门概念的成员,或是示光门主持人缺乏经验,则也有可能面临冲刺的后期成果已偏离了原初的目标等问题。短时间内不断迭代的冲刺,也有可能造成项目团队的“疲乏感”,或是由于项目方案内容的频繁变化且快速的修正,以致前后缺乏一致

---

① Scrum尚未有适当的中文翻译。作者取其英文谐音,并采纳此架构的意义,意即:将不同观点加以汇聚、迭代修正的方式,就如同一道指示、指引项目进行修正的亮光,又像是带领项目进入迭代发展的门,因此尝试译作“示光门”。

性。因此,通常在硬件开发的项目上并不适用于此方法,由此可见,社区健康项目管理仍需视项目管理团队的经验和项目本身的条件,选择适当的项目管理策略,不宜生搬硬套以致东施效颦。

第五节 社区健康项目管理的限制与未来需要

社区健康项目管理在国内的发展仍处于上升阶段,因此,在面对未来快速增加的需求时,市场上会出现许多新的机会。例如,医共体改革所带来的社区医疗与健康的融合、老龄化社会人口结构的变迁、预防医学及健康管理概念被普遍接受等。但是,伴随而来的则仍有许多限制及挑战,有待我们加以突破并克服。

如前所述,传统社区健康管理的问题也同样存在于我国发展社区健康项目管理的道路上,因此,当务之急在于积极鼓励健康产业的创新服务,并寻求政府部门(公部门)、民间(社区)部门(非营利部门)及企业部门(非政府部门)间的相互合作,以促成社区健康项目管理在我国的社区中落地生根,并更加普及。不仅在大城市的社区中有推动社区健康项目管理的需要,针对农村地区、乡镇市级地区也同样需要开展因应社区居民特性和需求的健康管理项目。

纵观我国目前社区健康项目管理的推动进程,已取得部分显著的成就。除了具有国家级健康管理师资格证书外,通过2020年的改革,健康管理师的报考及培训将更为普及,通过专业团体的自主管理,回归水平评价类技能人员的专业同侪考核与审查精神。因此,未来我国健康管理师在推动社区健康项目管理时的专业要求,将会更高,不但要满足社区居民的需求,而且必须不断自我精进专业能力,使其工作知能在专业团体(协会或学会等)中能获得肯认,才能持续地执业并提供服务。

如前面章节所述,健康管理师有多元而宽广的就业途径和工作场域,社区仅是其众多工作场域选择之一。然而,健康管理师作为社区健康项目的管理人或推动者,必须在健康管理的专职本能外,广泛吸收关于社区的知识,并在实践中锻炼项目管理的能力,才能更好地将社区健康与项目管理相互结合,并落实于实务工作中。在社区的环境中,由于常缺乏相关的资源和支持,健康管理师也必须胼手胝足地独立奋战,有时会感觉自自己处于“势单力薄”或是“无从下手”的窘境。事实上,在项目管理的运作中,项目管理人可通过委托单位的支持,组织“项目管理团队办公室”(project management office,PMO),并通过项目管理团队办公室的运作,达到推动项目的效果。简言之,项目管理的顺畅运作,并非立基于项目管理者的个人能力、人格魅力或特殊才华等,虽然这些因素多少会影响团队的运作、士气和向心力,但项目的进行及管理团队的运作与项目管理团队办公室的决策相关度更高。项目管理人多半是在项目管理团队办公室中担任项目经理(project director)的角色,负责建构项目管理团队,展现其领导力、纪律和沟通协调等把舵角色,具体的项目任务和工作则会交办给团队中的各类专业人员,以分工合作的方式来达成项目的目标。

由此可见,健康管理师若在社区场域中,以项目管理运作并推动社区居民的健康管理时,也需要有类似的“社区健康项目管理团队办公室”,作为健康管理团队的大脑及指挥中枢。一方面,可集众人之力,降低社区健康管理师的单独决策风险;另一方面,可提供跨专业沟通的平台,促进社区健康管理团队的良性互动。因此,"项目管理团队办公室"(PMO)对于社区健康管理的项目运作也是不可或缺的。然而,在我国目前发展社区健康项目管理的情形下,一般健康管理项目的委托者,甚至组织单位尚未领会到社区健康项目管理团队办公室的关键性,常将社区健康管理的任务委托给健康管理师后就以为大功告成,即使其陷入"无将可谘""无兵可用"的窘境也置之不理,使得社区健康管理的成效大打折扣。甚至,许多健康管理师也视进入社区场域做社区居民的健康管理为畏途,因为缺乏相关的资源和支持,导致"单打独斗"的多,团队合作的少,社区健康管理团队的综效也难以发挥。因此,未来我国发展社区健康项目管理时,应特别注意社区健康项目管理团队办公室的组建工作。

再者,就社区健康管理师的职涯路径而言,目前我国的健康管理师制度提供了三级、二级与一级等不同的专业水平资格证,可供有志于健康管理的人才循序渐进地提升自我专业技能。然而,作为未来的职涯晋升通道,职涯规划的路径尚未十分明确。在职涯路径的发展方面,可借镜于项目管理的领域,以阶梯式晋升规划来设计,如图 12-4 所示。

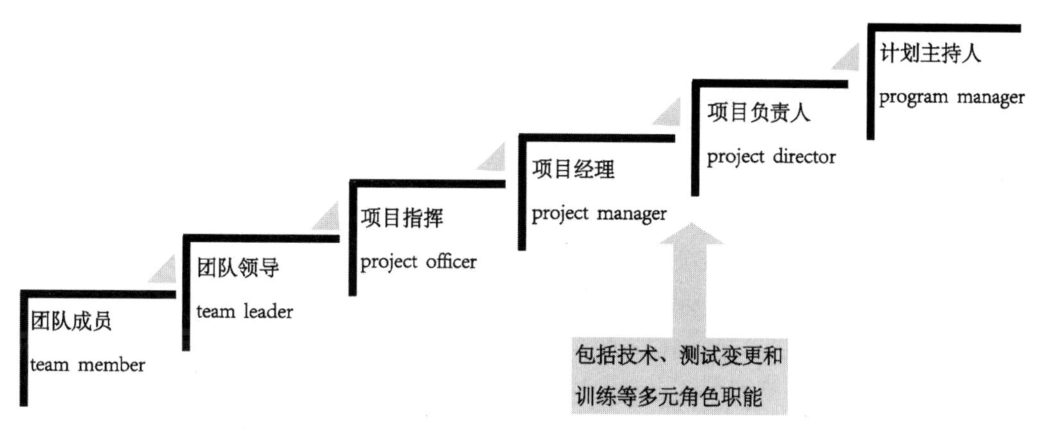

图 12-4　项目管理的职涯路径

资料来源:作者整理。

社区健康管理师的职涯发展路径,除了健康管理师的三级阶梯,也可以参考项目管理的职涯发展,意即,健康管理师作为社区健康管理团队的一员,逐步积累在社区中推动社区健康管理的经验,并在更熟悉项目管理的进行流程后,视其工作表现,晋升为社区健康管理团队的领导,无论其职称是组长、主任或是助理主办等,皆表示肯定其作为专业团队的负责人,在项目执行中扮演专业人员的领头角色。

随着社区健康管理项目团队工作执行经验的累积,或是项目团队的逐步扩大,社区健康管理师也可以再晋升为项目指挥(project officer),负责管理并协调专业团队与行政团队之间的合作关系,并承接由项目经理所下达的指示。因此,项目指挥具有承上启下的角色职能。再上一层为项目经理(project manager),此项职务通常为项目方案的实际负责人,必须依靠其团队执行项目的各种任务,并负责对外争取相关资源和联结重要的利益关系人、组织、政府部门等。因此,社区健康管理师多半以项目经理为其职业生涯的发展目标,并努力地追求其职业生涯高峰。

在社区健康管理师成为项目经理后,则由于内外部资源的联结关系、单位组织的持续发展和扩充,以及自身专业能力和经验持续增长等,而有机会接触到更多元的工作内容,包括项目管理中的技术、测试、变更和训练等角色职能,而通过这些多职能角色的锻炼,也有助于社区健康管理师在专业职能上继续成长,甚至有机会成长为项目负责人(project director)。所谓项目负责人更准确的含义,还包括了指导、督导与教练(mentor)的功能角色,相较于项目经理,项目负责人不仅要为项目成败负起最终责任,还需要肩负起训练项目经理的职责,以教练和督导的角色来指导项目经理的工作,并协助项目经理人在专业上成长,使之更加成熟。最后,社区健康管理师若不仅是负责一个项目(project),而有机会可以协调并整合多个项目时,则可以担任计划主持人(program manager)的角色。如本书第7章中所述,计划的层次较项目/方案更高,通常一个大型的计划中,会包括数项子计划,即项目/方案。因此,作为计划主持人,更具有全局观,能协调资源在各个项目/方案间的配置,并排定项目对于整体计划重要性的优先级,并在各个项目的准备、计划、执行、评估与结束的各阶段中,将可能面临的资源竞合、冲突矛盾等关系加以排解,起到统筹兼顾的作用。因此,作为计划主持人除了需要兼有社区健康管理专业的知能,也必须具备充足的项目管理经验,更重要的是,其人格特质也必须具备勇于承担的责任感和登高一呼的领袖气质。随着社区健康管理师职涯路径的愈趋晋升,则不仅是依靠其现有的专业能力,社区健康管理师更需要不断地自我提升、终身学习,使自己能够具备一定的行政管理能力,乃至于政治能力等,使自身在各方面的综合能力有所提升,才能因应更高层次职位对其专职本能的要求,而个人在职涯发展上的晋升自然能够水到渠成。

综上所论,我国社区健康项目管理的发展仍处于快速上升阶段,无论是社区健康项目管理的方法,或是相关领域人才的培养,都有大幅发展和进步的空间。面向未来广大的社会需要以及蓬勃的市场发展,我们运用项目管理的知能于社区健康管理的努力必须百尺竿头,更进一步。针对现况的不足和限制,需要更多有心投身于社区健康项目管理领域的伙伴们,集思广益,发奋创新,寻求突破,追求卓越。因此,虽然社区健康项目管理的发展道路仍充满崎岖不平的变量,但经过我们的努力,在可预见的未来,必定拥有充满光明的前景,使国人在健康管理上能达于世界一流水平,并致力于促成“健康中国2030”之伟大目标能够早日实现。

参考文献

陈飞强,2017.流动妇女社区健康管理的优化路径[N].中国人口报,2017-12-25(3).

利霞,刘真,罗丽娟,2014.绩效考核在城市社区公共卫生服务管理中的应用效果分析[J].内科,9(4):486-490.

林新,2012.北京市海淀区社区健康管理智能化[J].福建农业,8:25.

品略图书馆,2017.博组客特辑:荷兰医疗及护理系统的那些事[R/OL].(2017-05-31)[2020-03-04].http://www.pinlue.com/article/2017/05/3108/042266094328.html.

秦天刚,杜娟,张保敬,等,2007.北京市大兴区部分社区卫生服务项目实行项目管理初探[J].中国全科医学,10(5):349-350.

施奇宏,2011.快速认识 Scrum 的三四三口诀[R/OL].(2011-06-17)[2020-04-07].https://www.

ithome.com.tw/node/68213.

唐钧,2020.大健康与大健康产业的概念、现状和前瞻:基于健康社会学的理论分析[J].山东社会科学,9:82-88.

鲜敏,陈少贤,吴礼康,等,2008.主成分分析在社区老年保健项目发展优先次序评价上的应用[J].中华全科医师杂志,7:475-476.

赵军,2017.智慧健康社区项目风险管理[D].西安:电子科技大学.

赵锦国,张爱英,于志强,等,2006.高血压的门诊经验[J].中国全科医学,9:1819-1820.

张改臣,2007.社区高血压建档管理136例效果观察[J].健康管理,10(19):1632-1633.

BCG FOUNDATION.Buurtzorg: Revolutionising home care in the Netherland[R/OL]. (2018-11-15)[2022-03-02]. https://www.centreforpublicimpact.org/case-study/buurtzorg-revolutionising-home-care-netherlands.

附录 1

项目现况报告表（project status report）模版（例）

项目现况报告时间：　　年　　月　　日

项目现况

项目名称	
经费来源	
预算经费	
实际执行经费	
实际起始日期	
预期结束日期	
现况阶段	如：起始阶段、计划阶段、运行时间、结束阶段、回顾评估
现况状态	如：绿灯、黄灯、红灯*

* 指标定义：绿灯—按计划进度；黄灯—计划有迟延；红灯—遭遇困难（参考表 8-3）。

项目进度

项目阶段与活动	完成度（%）	计划起始日期	实际起始日期	预期结束日期	实际结束日期

上一阶段的主要关键任务：

目前阶段的主要关键任务：

项目经费(会计年度)

项目费用	核定预算	实际费用	预测透支	说明

项目主要问题

问题编号	问题内容	问题管理与解决策略

项目主要风险

风险编号	风险内容	风险管理与解决策略

项目变更请求

变更请求事项	变更内容说明	变更影响分析

主要沟通事项/计划事项

日期	说明

附录 2

项目变更请求表（change request form）模版（例）

1.项目信息			
请求日期：		相关材料：	
请求发起方：			
原始项目说明：			

2.变更范围	
变更请求说明：	
理由/论证：	

3.（变更后）项目影响	
项目时程/时间：	
项目成本：	
其他影响：	
优先（重点）事项：	
各方同意此变更请求必须有相关经费来源并符合项目预算的要求	

4.项目执行现况	
执行细节说明：	
执行现况阶段：	
执行完成日期：	

5.审核与签章				
项目管理者：		签章	同意变更/不同意变更	日期
项目赞助/委托者：		签章	同意变更/不同意变更	日期